Richard Hallam
Leben mit Tinnitus

Richard Hallam

Leben mit Tinnitus

Wie Ohrgeräusche erträglicher werden

Aus dem Englischen übersetzt von
Rudolf F. C. Dees

Mit einem Vorwort von
Dr. Gerhard Goebel

2. überarbeitete Auflage

Quint essenz

Anschrift des Autors:
Richard Hallam Ph D
University of East London
Romford Road
GB-London E15 4LZ

Anschrift des Übersetzers:
Rudolf F. C. Dees
Krippfeldstr. 1
82110 Germering

Lektorat Dr. H. Jürgen Kagelmann

Titel der englischen Originalausgabe, erschienen bei Thorsons, einer Tochterfirma von HarperCollinsPublishers Ltd.: LIVING WITH TINNITUS

Die Deutsche Bibliothek – CIP-Einheitsaufnahme

Hallam, Richard:
Leben mit Tinnitus: wie Ohrgeräusche erträglicher werden / Richard Hallam. Aus dem Engl. übers. von Rudolf F. C. Dees. Mit einem Vorw. von Gerhard Goebel. – 2., überarb. Aufl. – München : Quintessenz MMV Medizin Verl., 1996
Einheitssacht.: Living with tinnitus <dt.>
ISBN 3-86128-366-2

Umschlagabbildung: Patrick Kagelmann, München
Herstellung: Christa Neukirchinger; ALINEA Editions- und Medienservice GmbH, München
Satz: Stefan Granzow, München
Druck und Bindung: Wiener Verlag, Himberg
Printed in Austria

ISBN 3-86128-366-2

Inhaltsverzeichnis

Geleitwort

Im Verlauf unserer Geschichtsschreibung wurde hin und wieder von Männern und Frauen berichtet, die Klingeln, Summen, Zischen oder andere Geräusche in ihren Ohren wahrnahmen. Charakteristisch für all diese Fälle ist, daß keine externe Schallquelle dafür verantwortlich war. Etwa jeder Vierte oder Fünfte unter uns hat zumindest gelegentlich diese Geräusche in seinen Ohren empfunden.

Aber ist nicht unser Körper wie eine „Maschine", die ständig Geräusche verursacht? Eigentlich ist es überraschend, daß nur so wenige Menschen diese Geräusche in ihren Ohren bemerken. Ärzte haben nachgewiesen, daß die meisten von uns, wenn nicht gar wir alle, bei entsprechend stiller Umgebung diese Geräusche wahrnehmen müßten. Es scheint also weitgehend eine Angelegenheit unserer Wahrnehmung oder Aufmerksamkeit zu sein, ob wir diese Geräusche bemerken oder nicht.

Selbst wenn wir die Geräusche wahrnehmen, sind sie für die meisten von uns ohne Bedeutung: sie stören uns nicht. Dennoch befindet sich unter zweihundert Menschen wenigstens einer, der extrem unter diesen Geräuschen leidet. So können wir auch den historischen Berichten entnehmen, daß einige Männer und Frauen die Geräusche nicht nur wahrnahmen, sondern auch darüber klagten.

In einigen wenigen Fällen ist die Wahrnehmung der Geräusche oder deren qualitative Veränderung ein Hinweis auf eine zugrundeliegende Krankheit. Deshalb ist es vernünftig, immer erst einen ärztlichen Rat einzuholen. In der Regel wird der Arzt, selbst nach ausgedehnten Untersuchungen, keine krankhafte Ursache entdecken. Aus diesem Grunde gibt es eine erhebliche Anzahl von Menschen, die extrem unter den Ohrgeräuschen leiden, und für die es keine medikamentöse oder chirurgische Behandlung gibt.

Die Ärzte haben den Ohrgeräuschen einen technischen Namen gegeben: Sie nennen diesen Zustand „Tinnitus". Was damit ausgedrückt werden soll, ist, daß die Person Geräusche in den Ohren oder im Kopf wahrnimmt (häufig kann das Geräusch nicht genau lokalisiert werden), für die es offenbar keine externe Schallquelle gibt.

Auch geht aus historischen Berichten hervor, daß es seit alters her die verschiedensten Methoden zur Behandlungen von Tinnitus gegeben hat. Es wird nun klar, daß der Grund für diese Vielfalt an Behandlungsmethoden die fehlende Erkenntnis war, warum etwas zum Anlaß für Sorgen, Ängste und Depressionen werden kann, was wir doch alle schon einmal an uns bemerkt haben. Wie Dr. Hallam und seine Kollegen gezeigt haben, hängt die bewußte Wahrnehmung von der psychischen Bereitschaft zur Aufmerksamkeit ab. Die Beachtung des Tinnitus ist also von den Streßsituationen eines Menschen und von der Art der Interpretation der wahrgenommenen Geräusche abhängig. Gerade auf diesem Gebiet haben Dr. Hallam und sein Team in den vergangenen Jahren die aufschlußreichste Forschung betrieben. Seine Gruppe hat die Gründe dargelegt, warum Tinnitus eine Ursache für Beschwerden ist. Da dies nun primär auf *psychologische* Faktoren zurückzuführen ist, ist es nur logisch, auch psychologische Methoden anzuwenden, um den Betroffenen zu helfen.

Dr. Hallam erklärt Tinnitus in einer Sprache, die jeder von uns verstehen kann. Er erklärt ihn aber nicht nur, sondern er demonstriert auch, daß etwas getan werden kann, seine Aufdringlichkeit erträglich zu machen.

Aus dem reichen Schatz seiner Erfahrungen aus Forschung und Patientenberatung konnte dieses Buch entstehen, welches Ratgeber und Trost für alle Tinnitusbetroffenen sein möchte. Es kann wärmstens empfohlen werden: Nicht nur den Tinnitusbetroffenen, sondern auch Personen, die im Gesundheitssektor tätig sind, und Wissenschaftlern, die dieses Thema interessiert.

Ronald Hinchcliffe, MD, PhD, FRCP, DLO
Chefarzt für Audiologie am Royal National Throat,
Nose and Ear Hospital, London
Professor für audiologische Medizin am Institute of Laryngology and Otology, Universität London

Vorwort

Unter dem Begriff „komplexer chronischer Tinnitus“ ist ein Störungsbild zu verstehen, unter dem in der Bundesrepublik Deutschland etwa 600 000 bis 800 000 Menschen leiden. Die Betroffenen vernehmen quälende Töne oder Geräusche (Brummen, Zischen, Klirren etc.), die aus dem Ohr oder dem Kopf zu kommen scheinen und keinen erkennbaren äußeren Schallquellen zugeordnet werden können. Ursachen dieser Problematik sind chronische Lärmschädigungen, Hörsturz, akute Knallverletzungen des Gehörs und anderweitige Erkrankungen, die mit Hörverlust einhergehen.

Weder in der Diagnostik noch in der Therapie des Tinnitus sind die Möglichkeiten der herkömmlich somatisch ausgerichteten Therapie ausreichend: Nur etwa 10 Prozent der Betroffenen kann durch gezielte medizinische Maßnahmen geholfen werden, sich von ihren Ohrgeräuschen zu befreien.

Etwa 90 Prozent der Betroffenen gewöhnt sich im Verlauf von drei bis achtzehn Monaten an ihr Symptom, und der Tinnitusstreß läßt dadurch nach. Breit angelegte standardisierte Untersuchungen mittels klinischer Interviews können belegen, daß die verbleibenden 10 Prozent mittelschwer bis schwer deprimiert sind, und etwa 33 Prozent unter psychiatrisch relevanten Depressionen und Phobien im Zusammenhang mit der Tinnitusproblematik leiden. Daraus ergibt sich deutlich, daß psychische Störungen bei Patienten mit chronischem Tinnitus häufiger vorkommen, als dies bekannt ist. Eigene Untersuchungen belegen die Tendenz, daß ausgeprägte Depressionen häufiger im Anschluß an den Tinnitus auftreten, während leichtere Depressionen mit ihrer eher chronischen Verlaufsform häufiger bereits vor Einsetzen der Tinnitusproblematik gefunden werden. Das Hauptproblem bei den unter Tinnitus leidenden Patienten sind Einschlafstörungen, bedingt durch die Penetranz des Tinnitus. Es folgen Durchschlafstörungen und Konzentrationsschwierigkeiten. Vor allem Personen mit Hörschädigung leiden schwedischen Untersuchungen zufolge häufiger an psychosomatischen Störungen, wenn zusätzlich ein Tinnitus vorhanden ist.

Das Ausmaß der Tinnitusbelastung hängt wahrscheinlich mehr von der Reaktion der Betroffenen auf die Störquelle ab als von der Tinnituslautheit. Hinzu kommt, daß Tinnitusbetroffene wenig soziale Unterstützung in ihrer Problematik erhalten und über wenig effiziente Streßbewältigungsstrategien verfügen.

In Anbetracht der vielen Betroffenen, denen von medizinischer Seite aus oft wenig geholfen werden kann, ist es verdienstvoll, daß das erstmals 1989 in England unter dem Titel *„Living with Tinnitus; Dealing with the ringing in your ears"* erschienene Buch von *R. Hallam* den Betroffenen jetzt auch in deutsch zur Verfügung steht. Es wurde von *Rudolf Dees* übersetzt, der ein ehemaliges Vorstandsmitglied der *Deutschen Tinnitus-Liga* ist und seit Jahren selbst unter Ohrgeräuschen leidet. Mit seiner Übersetzungsarbeit ist er einem persönlichen Anliegen nachgekommen, dieses Buch Betroffenen zugänglich zu machen, damit sie den Teufelskreis Ohrgeräusche – Streß – Verzweiflung leichter durchbrechen können.

Der Autor des Buches, R. Hallam, ist ein erfahrener klinischer Psychologe und spezialisiert in der Verhaltenstherapie von Angststörungen. Seit 1981 arbeitet er in dem renommierten *Royal National Throat, Nose and Ear Hospital* in *London* und entwickelte dort in Kooperation mit den Audiologen R. Hinchcliffe und J. W. Hazell sowie dem Psychologen S. Jackes eine tinnitusspezifische Gruppentherapie. Die große Erfahrung seiner Arbeit mit Tinnitusbetroffenen sowie die Teilnahme an großen Forschungsprojekten der Londoner Tinnitus-Klinik sind die Basis für das vorliegende Buch. Auf jeder Seite ist ein hohes Verständnis für die Betroffenen zu spüren.

R. Hallam hat bei seiner jahrelangen Arbeit die Erfahrung gemacht, daß es in aller Regel möglich ist, die Belastungen durch die quälenden Ohrgeräusche abzubauen, wenn sich die Meinungen und Einstellungen der Betroffenen zu ihren Ohrgeräuschen verändern lassen, sei es durch den Austausch mit anderen Betroffenen, als auch durch Infragestellen dieser Meinungen und Überzeugungen. Auf dem oft schweren Weg in Richtung Tinnitustoleranz und Tinnitusakzeptanz ist dieses Buch eine wichtige Hilfe.

Verglichen mit den zwei bisher in deutscher Sprache erschienenen Selbsthilfebüchern eignet sich dieses Buch besonders für Tinnitus-Betroffene, die im Zusammenhang mit ihren Ohrgeräuschen unter panischen Ängsten, schweren Schlaf- und Konzentrationsstörungen leiden, aber auch für Betroffene, die durch ihre Ohrgeräusche deprimiert und verzweifelt sind.

Indem die medizinischen Ursachen der Ohrgeräusche leichtverständlich erklärt werden und praktikable Therapiemanuale vorgestellt werden, begleitet das Buch den Leser Schritt für Schritt auf dem Weg, die Tinnitusproblematik selbst oder mit therapeutischer Unterstützung zu bewältigen. Die Betroffenen erfahren, daß Ihre Gedanken und Meinungen, die sie sich in Bezug auf ihre Ohrgeräusche gebildet haben, eng mit dem Belästigungsgrad zusammenhängen, daß aber auch bestimmte Lebensereignisse die Tinnitusqual zusätzlich verschlimmern können. Der Autor konzentriert sich in seinem Buch darauf, auf langfristige Lösungen hinzuarbeiten, und verdeutlicht anhand konkreter Fallbeispiele, wie gedankliche und damit gefühlsmäßige Verstrickungen gelöst werden können.

Ein eigens hierfür entwickelter Tinnitus-Fragebogen und ein Tinnitus-Tagebuch sollen den Betroffenen helfen, ihre Problematik einzuschätzen, neue Bewältigungsstrategien kennenzulernen und deren Einsatz auf ihre Wirksamkeit hin zu überprüfen. Angesprochene Bereiche wie Tinnitusakzeptanz, Tinnituswahrnehmung, Techniken zur kognitiven Therapie, Abbau der Schlafproblematik und der Einsatz von Entspannung und Autosuggestion sowie die Möglichkeiten apparativer Hilfen (Hörgerät, Tinnitus-Masker) machen dieses Buch zu einem hilfreichen Begleiter auf dem Weg zu einem sinnvolleren und genußreicheren Leben, in dem das ursprüngliche Ziel der Tinnitusbeseitigung immer stärker in den Hintergrund tritt.

Das Buch schließt mit Orientierungshilfen bezüglich verschiedener Therapieangebote, mit Literaturhinweisen, der Klärung medizinischer Fachausdrücke und nützlicher Adressen. Aufgrund seiner großen Praxisnähe ist es Betroffenen, Angehörigen und Therapeuten nachdrücklich zu empfehlen.

Dr. med. Gerhard Goebel
Internist – Facharzt für Psychotherapeutische Medizin
Oberarzt Klinik Roseneck
Prien am Chiemsee, 1994

Einleitung

Für die meisten Menschen ist es selbstverständlich, daß das, was sie hören, Geräusche aus ihrer Umwelt sind, also etwas ist, das in der realen Welt erzeugt wurde. Vielleicht bemerken sie gelegentlich ein Pfeifen oder Knacken in den Ohren, das, wie wir wissen, nur ein Streich unserer Sinne ist; wie etwa das Doppeltsehen, wenn Druck auf das Auge ausgeübt wird. Diese Sinnestäuschung ist nur die milde Form eines Zustandes, der sehr viel ernster und sehr belastend sein kann. Wenn die Geräusche laut sind und häufig auftreten, dann bezeichnet man sie als *Tinnitus*.

Tinnitus ist also der medizinische Ausdruck für Geräusche in den Ohren oder im Kopf, die *nicht außerhalb* des Körpers entstanden sind. Er ist ein häufiges Symptom bei Ohrerkrankungen, kann aber auch selbständig ohne jegliche Gehörprobleme auftreten. Tinnitus ist ein Symptom vieler Ursachen, weshalb auch viele unterschiedliche medizinische Lösungen für dieses Problem gesucht werden müssen.

Es ist nicht schwer, sich diese Tinnitusgeräusche vorzustellen, da sie den Geräuschen ähnlich sind, die wir aus unserer Umwelt kennen. Da sie jedoch im Kopf zu sein scheinen, hat man das Gefühl, ihnen nicht entrinnen zu können. Viele von uns haben sich schon einmal durch eine summende Leuchtstofflampe oder den Lärm einer Maschine belästigt gefühlt. Der wesentliche Unterschied zwischen Tinnitus und diesen einfachen Formen der Lärmbelästigung ist der, daß es bei Tinnitus niemanden gibt, den man zur Beseitigung des Problems rufen könnte.

Wird das Tinnitusproblem auf diese Weise dargestellt, erscheint es den meisten anteilnehmenden Betrachtern als ein schlimmes oder sogar furchtbares Leiden, und dennoch ist es überraschenderweise in der Öffentlichkeit kaum bekannt. Befragungen der britischen Bevölkerung ergaben, daß etwa 16 Prozent der Erwachsenen Ohrgeräusche mit einer Dauer von länger als fünf Minuten haben. 5 Prozent gaben an, daß ihr Schlaf durch den Tinnitus gestört ist. Auch zeigte sich, daß für Hörgeschädigte das Kopfgeräusch oftmals belastender als die Gehöreinschränkung ist.

Es gibt einige plausible Erklärungen für die bestehende Vernachlässigung dieses Problems.

Erstens gibt es keine großen medizinischen Fortschritte zur Behandlung der Ursachen dieses Symptoms und auch keine klaren Anzeichen für eine baldige medizinische Lösung. Bestimmte Medikamente beseitigen zwar die Geräusche, haben jedoch zu viele Nebenwirkungen, um sie längere Zeit anwenden zu können. Daher gibt es kein zuverlässiges, wirkungsvolles und sicheres Medikament zur allgemeinen Anwendung. Auch die Chirurgie kann nur in außerordentlich wenigen Fällen helfen.

Obwohl der Mechanismus, der Tinnitus hervorruft, noch nicht bekannt ist, kann dennoch für den einfachsten Fall angenommen werden, daß die Geräusche im Ohr entstehen. Die wichtigsten Teile des Ohres sind extrem klein und von Knochen fest umschlossen, wodurch sie der direkten Betrachtung nicht zugänglich sind.

Das Durchtrennen des Hörnervs kann nicht empfohlen werden, weil dadurch das Gehör zerstört, und ansonsten nichts bewirkt wird. Es ist also nicht überraschend, daß Tinnitus für die Mediziner eine Quelle der Frustration ist, denn ausbleibende Therapieerfolge sind wenig motivierend.

Zweitens ist Tinnitus unsichtbar, und die Geräusche an und für sich schmerzen nicht. Es gibt kein äußeres Anzeichen einer Krankheit, und die betroffene Person erscheint völlig gesund und erweckt somit auch keine unmittelbare Anteilnahme.

Drittens ist das Leiden unter dem Tinnitus eher eine psychische als eine physische Form des Leidens. Die Geräusche beeinflussen die Fähigkeit zu denken und zu kommunizieren und auch das Wohlbefinden.

Derartige Krankheitszeichen gehören traditionell in das Aufgabengebiet der Psychologen (oder Psychiater) statt in das der Mediziner. Doch noch immer haben HNO-Kliniken und -Ärzte keinen ausreichenden Kontakt zu den Fachleuten, die beurteilen können, ob die Beschwerden durch behandelbare psychische Faktoren verursacht wurden. Für einen Mediziner ist es nicht so leicht festzustellen, ob dem Patienten durch psychologische Beratung oder mit einer bestimmten Therapie geholfen werden kann. Wenn aber eine Überweisung zu einem ‚Fachmann für die psychische Gesundheit' erwogen wird – was den Patienten ohnehin irritieren wird –, sollte der Arzt dieses gründlich überdenken, denn nur wenige dieser Experten sind mit Tinnitus vertraut oder interessieren sich dafür. Es ist also nicht verwunderlich, daß nicht wenige Tinnitusbetroffene sich selbst überlassen fühlen, und es überrascht auch nicht, daß recht große, mitgliederstarke Selbsthilfe-Organisationen entstanden sind.

Als Angehöriger eines Berufes für die psychische Gesundheit – mein Fach ist die Klinische Psychologie –, sollte ich Ihnen erklären, wie ich mit Tinnitus in Berührung kam.

Den ersten Anstoß gaben die Beratungsärzte des Royal National Throat, Nose and Ear Hospitals in London, die meinten, daß für viele ihrer geplagten Tinnituspatienten zu wenig getan würde. Als mir damals dieses Problem vorgetragen wurde, hatte ich – offen gesagt – wenig Neigung, daran mitzuarbeiten, da es mir damals keineswegs interessant vorkam. Überdies ist Tinnitus auch kein traditionelles Arbeitsgebiet für Psychologen. Tatsächlich schafften es einige meiner Kollegen sogar, mir den Eindruck zu vermitteln, daß dies ein weiteres Beispiel dafür ist, wie sich die Psychologie in einem neuen, bedeutungslosen Arbeitsgebiet niederläßt.

Natürlich hat sich meine Begeisterung – und die meiner Kollegen – bald entwickelt, und dieses Buch ist das Produkt von rund acht Jahren Forschung und direkter Erfahrung aus den Beratungsgesprächen mit Betroffenen. Ich freue mich, sagen zu können, daß Tinnitus inzwischen auch einen viel höheren Stellenwert unter Akademikern und Klinikern erreicht hat.

Doch leider ist es immer noch so, daß jemand, der bereits alle medizinischen Möglichkeiten ausgeschöpft hat und weiterhin unter seinem Tinnitus leidet, wahrscheinlich unzufrieden bleibt und nur schwer weitere Hilfe findet. Da Tinnitus sehr selten mit einer lebensbedrohenden Krankheit einhergeht, wird Ihr Arzt ihn vielleicht nicht ernst nehmen. Möglicherweise gesteht er Ihnen sogar, daß auch er Tinnitus hat. Dieses Buch wurde vor allem für diejenigen geschrieben, die sich auf diese Weise vernachlässigt fühlen. Es will

- nützliche Informationen zu den medizinischen und psychologischen Hintergründen des Tinnitus liefern,
- eine psychologische Erklärung für das Leiden unter Tinnitus geben
- und es will dem Leser helfen, sein eigenes Tinnitusproblem zu ergründen.

Darüber hinaus möchte das Buch den Leser unterstützen, aus den gegenwärtig angebotenen Behandlungsmethoden seine Auswahl zu treffen.

Doch seien Sie nicht enttäuscht, wenn Ihnen auf den folgenden Seiten keine Wunderheilungen vom Tinnitus geboten werden. Ich glaube jedoch, daß ich sehr Wertvolles bei meinen Forschungen und den Behandlungen von Hunderten von Klinikpatienten gelernt habe. Bei dieser Arbeit habe ich beobachten können, wie sich bei einigen Patienten dramatische Veränderungen ergaben, obgleich sie vorher ernsthaft glaubten, Tinnitus würde ihre Lebensqualität total zerstören. Selbst aus einem scheinbar desolaten Zustand heraus kann ein Tinnitusbetroffener wieder zu einem normalen Leben zurückfinden.

Ich beobachtete auch, daß Tinnitus durchaus nicht immer unerträglich ist. Einige Personen, die unsere Klinik besuchten, *liebten* sogar ihre Geräusche und meinten, sie würden sie vermissen, wenn sie verschwänden. Andere hingegen beachteten sie überhaupt nicht; sie waren ein Teil ihres Lebens geworden und konnten wie die Geräusche ihrer Atmung ignoriert werden.

In einer anderen, größeren Gruppe beobachtete ich einen allmählichen Übergang von Leid zu Toleranz und dann zu Akzeptanz. Dieser Vorgang dauert erfahrungsgemäß zwischen drei und achtzehn Monaten.

Meine Kollegen und ich sind fest davon überzeugt, daß die natürliche Reaktion auf Tinnitus die allmähliche Entwicklung von Toleranz ist.

Nach einer mehr oder minder großen Periode des Leidens ist es doch möglich, sich mit den Geräuschen abzufinden und mit ihnen als einer bestehenden, aber relativ kleinen Behinderung zu leben.

Diese Überzeugung, daß sich normalerweise eine Toleranz gegenüber den Ohrgeräuschen entwickelt, ergab sich aus den erhobenen Statistiken über die Anzahl von Menschen mit Kopfgeräuschen. Die Zahlen zeigen uns, daß Tinnitus enorm verbreitet ist. Wie bereits erwähnt, haben etwa 16 Prozent der Bevölkerung Geräusche bemerkt, die länger als fünf Minuten dauerten; aber nicht alle von ihnen fühlen sich dadurch belästigt. Nur ein bis zwei Prozent der Bevölkerung leiden so unter Tinnitus, daß ihr Leben dadurch beeinträchtigt ist. Obgleich nun eine beträchtliche Anzahl von Menschen betroffen ist, sagt doch die Mehrheit von ihnen, daß sie darin kein bedeutsames Problem sieht.

Dies bedeutet jedoch nicht, daß Tinnitus überhaupt keine Auswirkungen zeigen würde. Tinnitus ist sehr real, und die Person, die ihn empfindet, weiß am besten, ob er vorhanden ist oder nicht. Dennoch ist für die Mehrheit dieser Personen ihr Tinnitus tolerierbar und nicht sonderlich beunruhigend. Dieser Zustand der Akzeptanz und Toleranz mag von manchem erst nach einer Periode schweren Leidens mühsam erworben worden sein. Diese mühsam erworbene Toleranz ist es, die ich als Psychologe als das erstrebenswerte Ziel der Therapie betrachte. Es ist keine Heilung im medizinischen Sinne, es ist *eine Heilung im psychologischen Sinn.* Es stellt sich die Frage: Warum erreichen so viele Menschen mit Tinnitus diesen Zustand ohne fremde Hilfe, während andere meinen, daß sie von den Geräuschen unbarmherzig verfolgt werden? Die Antwort darauf ist nicht so leicht, wie es scheint, aber dieses Buch versucht, eine Erklärung zu geben.

Ganz einfach dargestellt scheint es, daß die Geräusche immer dann zum Problem werden, wenn ihnen Aufmerksamkeit geschenkt wird. Hierzu ein Beispiel: Ich habe viele Menschen getroffen, die so lange keine Ahnung von dieser ‚Krankheit' hatten, bis sie eine Fernsehsendung darüber sahen. Danach erst bemerkten sie ihre eigenen Geräusche und empfanden sie seitdem als störend beim Lesen, Entspannen und Schlafen.

Natürlich ist es nicht so einfach, die Aufmerksamkeit willkürlich an- oder abzuschalten. Jedoch ist über den psychologischen Prozeß der Aufmerksamkeit soviel bekannt, daß es möglich ist, die Fähigkeit zu erlernen, die Geräusche zu ignorieren.

Wie vermutet, erregen laute Geräusche die Aufmerksamkeit stärker als leise. Jedoch ist die *Lautheit* keineswegs die einzige oder bedeutendste Ursache für die Belästigung durch Tinnitus. (Siehe Kap. 1)

Das *persönliche Hörvermögen* spielt ebenfalls eine Rolle. Personen mit besonders gutem Hörvermögen leiden durchaus nicht am stärksten – ganz im Gegenteil. Die Aufnahmefähigkeit für alle Umgebungsgeräusche hilft, den Tinnitus zu überdecken, zu maskieren, wie man es auch nennt. Somit ist die Person mit schlechtem Hörvermögen im Nachteil, da für sie ein Teil der verdeckenden Umweltgeräusche entfällt. Aus diesem Grunde werden häufig Hörhilfen zur Bekämpfung des Tinnitus verschrieben. (Siehe Kap. 10)

Ich werde mich darüber und über andere psychologische Gesichtspunkte des Problems noch äußern. Da dies jedoch kein medizinisches Fachbuch ist, werde ich, abgesehen von einem Glossar medizinischer Ausdrücke, die physischen Ursachen und medizinischen Behandlungen nicht erläutern. Dieses Buch wird für jene besonders nützlich sein, die bereits umfassende medizinische Hilfe erhalten haben, jedoch darüberhinaus noch weitere Hilfen im Umgang mit dem Problem erhalten möchten.

Im Hinblick auf die Selbsthilfe biete ich dem Leser Grundlagenwissen zum Verständnis von Tinnitus und dessen Auswirkungen. Neben Bewertungstabellen und Fragebögen zur Selbstanalyse werden psychologische Gesichtspunkte zum Toleranzprozeß erklärt und Methoden beschrieben, die Ihnen helfen, mit Tinnitus zurechtzukommen.

Auch werden Ratschläge für den Umgang mit Tinnitus als Hörproblem gegeben und in diesem Zusammenhang die handelsüblichen Maskiergeräte besprochen.

Dieses Buch wird so hoffentlich zur Beseitigung mancher Unklarheiten beitragen und damit möglicherweise Prozesse in Gang setzen, die zur Minderung von Kummer und Leid beitragen.

In vielen Ländern sind Selbsthilfegruppen gegründet worden, die sehr erfolgreich die dringend benötigte emotionale Unterstützung, Information und in einigen Fällen auch fachliche Beratung geben. (Siehe Kapitel 11). Die Beschreibung der psychologischen Techniken, die ich hier gebe, soll Ihnen die Auswahl entsprechender fachlicher Hilfe erleichtern, sofern Sie sich dafür entscheiden.

Ich bin sicher, daß Leser, die dieses Buch bis zum Ende lesen, an vielen Stellen etwas aufnehmen, das ihnen eine positivere Einstellung zu ihren eigenen „infernalischen" Geräuschen ermöglicht.

1. Wissenswertes über Tinnitus

Die Tatsache, daß Tinnitus in 99 Prozent aller Fälle eine gutartige Ursache hat, also kein Zeichen für eine ernste, lebensbedrohende Krankheit ist, ist wohl die wichtigste und ermutigendste Information.

Tinnitus wird auch mit der Zeit selten lauter und kann sich sogar zunehmend ‚bessern', wenn die psychologischen Auswirkungen bei der Tinnitusproblematik berücksichtigt werden.

Was gibt es darüber hinaus noch Wissenswertes über die Geräusche an sich? Eigentlich nicht viel mehr. Letztlich kann jede Art von Geräusch, egal welcher Qualität oder Lautstärke, lästig werden. Jedoch halte ich es für nützlich, wenn Sie neben dem reinen Interesse an der Sache auch folgende drei Punkte beachten:

Erstens: *Verschaffen Sie sich einen einwandfreien, umfassenden, vernünftigen Überblick darüber, wie ernst die Situation in Ihrem Fall ist,* damit Sie Befürchtungen, taub zu werden, die Arbeit aufgeben zu müssen oder ähnliches Unheil zu erleiden, gefaßt und realistisch entgegentreten können. – Diese Informationen sollte Ihnen Ihr HNO-Arzt liefern.

Zweitens: *Verschaffen Sie sich die Informationen, die Tinnitus ‚ins rechte Verhältnis' setzen;* also solche, die aufzeigen, wie häufig Tinnitus in den einzelnen Altersgruppen vorkommt, welche typischen Auswirkungen zu erwarten sind, ob es bestimmte Tinnitusformen gibt, die quälender sind als andere, und weitere Fakten dieser Art.

Drittens: *Finden Sie heraus, wie einem Betroffenen geholfen werden kann, mit seinem Tinnitus fertig zu werden, welche Hilfsmöglichkeiten hierzu zur Verfügung stehen, und welche Erfolgsaussichten sie bieten.*

Dieses Kapitel beschäftigt sich mit dem zweiten Punkt, d.h. es bietet Informationen über die Fakten, die es ermöglichen, Tinnitus angemessen zu beurteilen.

In den nachfolgenden Kapiteln mache ich Ihnen Vorschläge zur Bewertung Ihrer Ohrgeräusche und zum Sammeln nützlicher Informationen. Dies dient auch zur Vorbereitung auf jene Kapitel, die das Verständnis der durch Tinnitus entstehenden Belastungen vertiefen sollen. Später folgen dann noch Informationen über professionelle Hilfe und Selbsthilfe.

Wie viele Menschen sind betroffen?

‚Normaler Tinnitus'

In unserem Körper entstehen durch die in ihm stattfindenden mechanischen Abläufe die unterschiedlichsten Geräusche; so durch das Fließen des Blutes, die Bewegungen der Muskeln und der Knochen und das Strömen der Atemluft. Ein bestimmter Grad von ‚Tinnitus' ist also normal.

Hinzu kommt, daß unsere Ohren, wie jedes mechanische System, auch nicht perfekt sein können und schon von sich aus ein Summen erzeugen. Diese körpereigenen Hintergrundgeräusche werden erst in besonders ruhiger Umgebung bemerkt. Wenn ein Mensch mit normalem Hörvermögen in eine extrem ruhige Umgebung versetzt wird, z.B. in einen schallisolierten Raum, wird er mit großer Wahrscheinlichkeit ein Zischen, Summen, Pfeifen oder irgendein anderes Geräusch hören.

Man kann davon ausgehen, daß diese Hintergrundgeräusche unter den Alltagsbedingungen durch die lauteren Umgebungsgeräusche überdeckt (maskiert) werden und somit nicht hörbar sind. In außergewöhnlich stiller Umgebung, wie in dem schallisolierten Raum, ‚hören wir die Stille'.

Durchaus normal ist auch ein Geräusch in den Ohren, nachdem man einer sehr lauten Beschallung ausgesetzt war. Gewöhnlich hält es jedoch nur ein paar Minuten an. Sie werden es nach lauter Discomusik oder Hammerschlägen bemerken. Einen ‚Tinnitus' dieser Art hat nach eigenen Angaben etwa die Hälfte der Bevölkerung hin und wieder.

‚Bedeutsamer Tinnitus'

‚Normaler Tinnitus' kann ‚bedeutsam' werden, wenn man ihm Beachtung schenkt. Mit anderen Worten, manche Betroffene – wie viele es sind, wissen wir nicht – mögen einfach übertrieben besorgt sein über etwas, das andere als selbstverständlich hinnehmen. Tinnitus gewinnt wahrscheinlich an Bedeutung, wenn die Geräusche lauter werden oder häufiger wahrgenommen werden. Da lautere Geräusche eher wahrgenommen werden, geben sie auch eher Anlaß zur Sorge.

Wie verbreitet sind nun diese lauteren und dauerhafteren Formen von Tinnitus? Mehrere Untersuchungen sind durchgeführt worden, um dies zu beantworten. Wenn die unbedeutenden Tinnitusformen, die durch Lärm, Katarrh, Wasser in den Ohren usw. entstehen, nicht berücksichtigt werden, kommt man zu folgenden Zahlen: *Tinnitus, der länger als fünf Minuten anhält, ist bei einer von sechs Personen anzutreffen.*

Sind nun Dauergeräusche belastender als Geräusche, die weniger oft wahrgenommen werden?

Aufgrund der Ergebnisse einer 1981 in Großbritannien durchgeführten Umfrage kann hierauf mit einem klaren ‚Ja' geantwortet werden. (Siehe Abb. 1). Die Bewertung der Geräusche wurde nach Dauer und Häufigkeit in einem Bereich von ‚ständig anwesend' bis ‚kürzer als eine Minute und weniger als einmal in der Woche' vorgenommen. In der letztgenannten Gruppe war nahezu niemand beunruhigt. Am stärksten beeinflußt waren Personen mit Dauergeräuschen und jene, die häufig anfallweise Geräuschen mit einer Dauer von einer Stunde oder länger ausgesetzt waren. Trotzdem war nur etwa ein Drittel dieser stark betroffenen Personen durch die Geräusche in stärkerem Maße beunruhigt.

Anders betrachtet heißt dies: Die Mehrheit der Erwachsenen mit Dauergeräuschen war nur leicht oder gar nicht beunruhigt. Wenn auch die Dauer des Vorhandenseins der Ohrgeräusche von Bedeutung ist, so ist dies allein dennoch nicht entscheidend, da es viele Menschen mit Dauergeräuschen gibt, die sich dadurch nicht besonders belästigt fühlen.

Nun gibt es mehrere Möglichkeiten, diesen Tatbestand zu erklären.

So könnten Personen, die Sorgen haben, auch lautere Geräusche wahrnehmen oder geräuschempfindlicher sein – z.B. wenn jemand allein lebt oder sich schlecht fühlt. Es könnte aber auch sein, daß Personen mit Dauergeräuschen nicht mehr beunruhigt sind, da sie gelernt haben, wie man sie tolerieren kann.

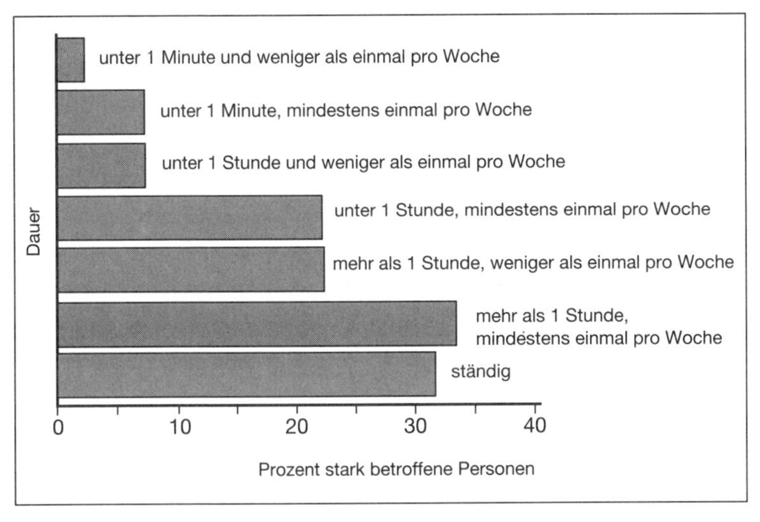

Abbildung 1: Belastender Einfluß durch Dauer und Häufigkeit des Tinnitus auf Betroffene (Umfrage 1981).

Tinnitus im Hinblick auf Alter und Geschlecht

Wenn wir nur den Tinnitus betrachten, der länger als fünf Minuten dauert, kann man sagen, daß die Möglichkeit, davon betroffen zu werden, mit zunehmendem Lebensalter wächst.

Das Verhältnis der betroffenen Erwachsenen steigt von 7 Prozent (bei 21- bis 30jährigen) auf 17 Prozent (bei 61- bis 70jährigen) an.

Die kritische Altersgrenze für Menschen mit *Dauer*geräuschen liegt bei 40 Jahren. Darunter sind es nur etwa ein Prozent der Bevölkerung, aber bei den über 60jährigen steigt der Anteil auf acht Prozent an. Wir können daraus folgern, daß sich bei vielen von uns im Alter Tinnitus einstellen kann.

Die Anzahl der Personen, deren Lebensqualität durch Tinnitus erheblich beeinträchtigt wird, ist natürlich geringer, als die genannten Zahlen vermuten lassen.

Die Gruppe der schwer Betroffenen wächst mit zunehmendem Alter, doch scheinen ältere und jüngere *Frauen* mehr geplagt zu sein als Männer dieser Altersgruppen.

Ein vom Tinnitus beeinträchtigter Schlaf ist nicht vom Lebensalter abhängig; die Häufigkeit ist in allen Altersgruppen gleich. Aber auch hier sind ältere und jüngere Frauen, aus welchen Gründen auch immer, stärker betroffen als Männer.

Lautheit und andere Qualitäten der Geräusche

Wenn die Geräusche besonders laut und andauernd sind, ist es natürlich, daß sie auch unsere Aufmerksamkeit stärker in Anspruch nehmen. Ein leiser Tinnitus mag jahrelang toleriert werden, doch wenn er plötzlich lauter wird, wird er lästig.

Nun haben wir herausgefunden, daß die Frage der Lautheit wesentlich komplexer ist, als es auf den ersten Blick erscheint. Da wir aber wissen, daß laute externe Geräusche nicht immer unerträglich sind, müssen wir uns fragen, was an den internen Geräuschen anders ist.

Ein Arbeiter an einem Preßlufthammer wird Geräuschpegel tolerieren, bei denen eine sprachliche Verständigung unmöglich ist. Manche Fabrikarbeiter tolerieren stundenlang eine sehr laute Umgebung ohne offensichtliche Irritation. Die Lautstärke dieser externen Geräusche ist weit größer als die Lautheit irgendwelcher Tinnitusgeräusche, soweit wir sie überhaupt bewerten können.

Ein weiterer Aspekt ist, daß Lautheit eine relative Qualität hat. Tatsächlich kann auf dem Lande in nächtlicher Stille der Schrei einer Eule sehr laut sein; im Stadtverkehr würde er dagegen gar nicht bemerkt werden. Dies ist ein Grund, warum Tinnitus mitten in der Nacht soviel lauter erscheint und das Wiedereinschlafen behindert.

Da die Lautheit von Tinnitus unter den Betroffenen erheblich variiert, ist das offensichtlich ein Qualitätsmerkmal zur Feststellung, inwieweit sich die gemessene Lautheit im Belästigungsgrad widerspiegelt. Die Feststellung der Lautheit wird gewöhnlich in einer Tinnitus-Sprechstunde durchgeführt. Die Lautheit kann sich von Stunde zu Stunde, von Tag zu Tag verändern; dies macht wiederholte Messungen nötig. Dabei wird gewöhnlich auch die Tonhöhe des Tinnitus festgestellt. Die Einstufung erfolgt nach *Hochton* (quieken, pfeifen, klingeln) und nach *Tiefton* (dröhnen, rumpeln, summen). Mancher Tinnitus ist ein Gemisch aus Tönen unterschiedlicher Tonlagen, wodurch er wie ein Brausen oder wie ein Zischen klingen kann. Alle Geräuschnuancen dazwischen sind denkbar.

Vergleichsmessungen von Lautheit und Tonhöhe

Die gebräuchlichste Methode, Tonhöhe und Lautheit von Tinnitus zu messen, besteht darin, sie mit externen Geräuschen, die von einem Tongenerator erzeugt werden, zu vergleichen. Der Patient sitzt in einem besonders ruhigen Prüfraum mit Kopfhörern auf den Ohren. Dabei werden Töne in ein Ohr eingespielt – gewöhnlich in das Ohr mit dem besseren Hörvermögen.

Im *Lautheitsvergleich* muß der Patient die Lautstärke so lange verstellen, bis sie genau der Lautheit seines Tinnitus entspricht. In einem weiteren Test wird der Ton soweit erhöht, bis er gerade das Tinnitusgeräusch verschluckt. Dies nennt man den *minimalen Maskierpegel* des Tones.

Im *Tonhöhenvergleich* muß der Patient angeben, ob der eingespielte Vergleichston über oder unter dem Ton des eigenen Ohrgeräusches liegt. Der Techniker verstellt den Ton so lange, bis Übereinstimmung herrscht. Dies kann nur gemacht werden, wenn der Tinnitus einen definierbaren Ton hat. Aber selbst dann ist die Durchführung des Testes schwierig.

Für die medizinische Diagnose ist der Ton- und Lautheitsvergleich ohne große Bedeutung. Auf dieser Basis ist es nicht möglich, die Ursachen einer Ohrenerkrankung zu diagnostizieren. Jedoch ist der Lautheitsvergleich und der minimale Maskierpegel hilfreich bei der Entscheidung, ob ein Masker nützlich sein kann. (Siehe Kap. 10).

Wenn ein Tinnitus nur mit einer sehr hohen Lautstärke (oder gar nicht) maskiert werden kann, wäre die Maskeranwendung von geringem Wert. Die Maskiergeräusche würden unangenehm laut sein und möglicherweise sogar dem Hörmechanismus Schaden zufügen.

Schätzung der Lautheit mit einer Werteskala

Die folgende Methode basiert auf meinen eigenen Forschungen über Tinnituslautheit. Das Ziel ist, ein externes Vergleichsgeräusch zu finden, das „geringfügig lauter“ als (oder genau so laut wie) der Tinnitus ist.

Wenn Sie Tinnitus haben, so vergleichen Sie die folgenden aufgeführten Geräusche mit Ihrem eigenen Tinnitus, indem Sie mit dem schwächsten Geräusch beginnen. Wenn Sie ein Geräusch herausfinden, das dem Pegel Ihres Geräusches entspricht, merken Sie sich die Nummer, mit der es markiert ist. Dies ist nun Ihre Wertung für die Lautheit. Auf der Skala (Abb. 2) können Sie anhand dieser Nummer feststellen, wieviel andere Menschen einen mehr oder weniger lauten Tinnitus als Sie haben. Sollte die Lautheit Ihres Tinnitus variieren, stellen Sie den leisesten und den lautesten Wert fest und merken sich beide Nummern. Alle diese Werte sollen jedoch nur als grobe Anhaltspunkte betrachtet werden.

Das im folgenden aufgeführte Geräusch hat die gleiche Lautstärke wie oder ist etwas lauter als mein Tinnitus:

	Wertung
– Das Geräusch meines eigenen Atems	1
– Eine leise Uhr neben meinem Ohr	2
– Der Motor eines Kühlschrankes im Raum, in dem ich mich befinde	3
– Die Geräusche einer normalen Unterhaltung	4
– Hagelkörner am Fenster, an dem ich sitze	5
– Der Staubsauger, den ich benutze	6

Mit dem hier ermittelten Wert können Sie in Abb. 2 feststellen, wieviele Mitmenschen mit Tinnitus leisere oder lautere Geräusche als Sie haben.

Die durchschnittliche Wertung bei den Krankenhauspatienten, die unsere Klinik besuchten, lag zwischen 3 und 4, also unter dem Pegel einer normalen Unterhaltung. In einer anderen, größeren Untersuchung mit nahezu 1.000 Tinnitusbetroffenen wurde die Lautheit auf einer ähnlichen Skala erfaßt. Auch dabei stellte sich heraus, daß der durchschnittliche Pegel der Lautheit knapp unter dem einer normalen Unterhaltung lag.

Es ergab sich dabei ein breiter Bewertungsbereich, bei dem 14 Prozent der Befragten sagten, das Geräusch sei nicht lauter als ein

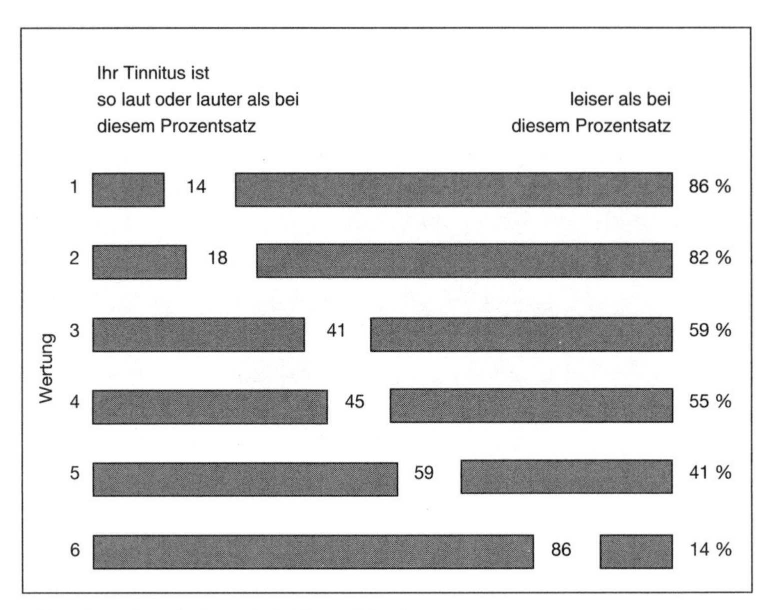

Abbildung 2: Die Lautheit Ihres Tinnitus

Flüstern, während immerhin 8 Prozent es mit dem Geräusch eines niedrig fliegenden Düsenflugzeugs verglichen.

Diese Beurteilungen der Lautheit, obgleich subjektiv, stimmen leidlich gut mit objektiveren Messungen überein, in denen dem Ohr echte Geräusche angeboten werden (wie in der beschriebenen Methode zum Lautheitsvergleich).

Die Qualität des Tinnitus und dessen Auswirkungen

Werden die Schwere oder Formen des Leidens durch unterschiedliche Erscheinungsformen der Geräusche bestimmt? Lassen sich manche Geräuscharten leichter ertragen? Können bestimmte Geräusche Schlaflosigkeit fördern?

Ich muß zugeben, daß dem Leser auf diese Fragen sehr wenig geantwortet werden kann; denn bei den beachtlich vielen durchgeführten Untersuchungen ist bisher bemerkenswert wenig an positiven Ergebnissen herausgekommen.

In der Studie einer weltberühmten Tinnitus-Klinik bewerteten 1.800 Personen die Schwere ihres Tinnitus auf einer Skala von eins bis zehn. (Zehn bedeutete ‚besonders schwerer Tinnitus‘) Über die Hälfte der Gruppe bewertete ihren Tinnitus mit Werten zwischen sieben und zehn, also als ‚sehr schwerwiegend‘.

Die Forscher stellten mit Überraschung fest, daß bei der Studie zum festgestellten Schweregrad des Tinnitus der Lautheitsbezug (entsprechend der Lautheits-Vergleichsbewertung) fehlte. Auch ließ sich kein Zusammenhang zwischen dem Schweregrad und der Tinnitusform, ob beständig oder wechselnd in der Lautheit sowie unabhängig von der Tonlage, also Hoch- oder Tiefton, erkennen.

Tinnitus kann also aus unterschiedlichsten Gründen ‚schwerwiegend‘ sein. Manche Menschen sagen, die Ohrgeräusche seien störend und behinderten die Konzentration, andere sagen, die Geräusche belasteten sie emotional, wieder andere beklagen sich nur über gestörten Schlaf. Diese unterschiedlichen Gründe für die Schwere sollten wirklich einzeln betrachtet werden, wenn ihre Beziehung zur Qualität der Geräusche untersucht wird. Aus der oben genannten Studie ist die Lehre zu ziehen, daß Lautheitsvergleiche unter Betroffenen keine Erklärung dafür liefern, daß ein Betroffener sich mehr betroffen fühlt als ein anderer oder gar seinen Tinnitus als ‚schwerer‘ einstuft.

Obgleich die Lautheit ganz allgemein der entscheidende Faktor zu sein scheint, ist das noch immer nicht durch zuverlässige Lautheits-Vergleichstests wissenschaftlich belegt. Sie glauben vielleicht, daß Sie unter Ihren Geräuschen so leiden, weil sie laut sind. Personen, die sich nicht beeinträchtigt fühlen, nehmen häufig an, ihre Geräusche müßten leiser sein als beim Durchschnitt der Betroffenen. Diese Annahme ist sicherlich unbegründet. Allerdings muß die Lautheit eine Rolle spielen, denn wenn Tinnitus so leise wäre, daß er von den Tagesgeräuschen ständig maskiert würde, wäre er überhaupt kein Thema.

Ich glaube jedoch, daß der Tinnitus manchmal laut erscheint, weil die Person verärgert und gestreßt ist – und nicht, daß sie verärgert und gestreßt ist, weil der Tinnitus laut ist. Ich bin überdies zu der Schlußfolgerung gelangt, daß ein lauter Tinnitus nicht belästigend sein muß. Wenn der Verstand erstmal aufgehört hat, vom Tinnitus Notiz zu nehmen, werden die Geräusche ertragen, selbst wenn sie laut sind. (Siehe Kap. 5).

Natürlich mögen in der Anfangsphase Ihrer Tinnitusgeschichte Veränderungen in der täglichen Lautheit auch Ihr Wohlbefinden unterschiedlich stark beeinflußt haben. Später aber, wenn die Geräusche schon besser akzeptiert worden sind, werden die Veränderungen als weniger wichtig oder gar als unbedeutend akzeptiert.

Da die Lautheit der Geräusche oftmals als deren wichtigste Qualität betrachtet wird, haben wir zu deren täglicher Beobachtung ein *Tinnitus-Tagebuch* entwickelt. Es wird im 4. Kapitel vorgestellt. Die tägliche Beobachtung ist ein brauchbarer Weg, um die Richtigkeit einer Annahme über Tinnitus zu überprüfen. Zum Beispiel ist es bei sorgfältiger und systematischer Prüfung möglich festzustellen, ob der Grad der Belästigung wirklich mit bestimmten Pegeln der Lautheit übereinstimmt.

Zusammenfassung

Allgemein betrachtet ist Tinnitus ein Problem von beträchtlichen sozialen Auswirkungen und ein relevanter Grund für persönliches Leid. Tinnitus ist unter Personen mittlerer und älterer Jahrgänge häufiger anzutreffen. Wenn diese Menschen obendrein noch schlecht hören, kann das ein doppeltes Handicap sein. Hörminderung bedeutet in solchen Fällen, daß die Maskierwirkung durch Umweltgeräusche gemindert und die Wirkung der Ohrgeräusche betont wird. Tinnitus kann auch die Auswirkungen einer Hörminderung noch verstärken, falls er sich gerade dann störend einschaltet, wenn der Betroffene versucht, sich auf ein Gespräch zu konzentrieren.

In diesem Kapitel haben wir viele verschiedene Daten vorgestellt, deren Bedeutung aber noch nicht völlig geklärt ist. Dennoch gibt es einige bemerkenswerte Punkte.

Tinnitus ist zwar weit verbreitet, doch betrachtet die Mehrheit der Betroffenen ihn nicht als ein größeres Problem. Man kann davon ausgehen, daß die Geräusche kaum beunruhigen, wenn sie sehr selten auftreten.

Tinnitus nimmt im Alter von über 40 Jahren an Häufigkeit zu. Bei Personen mittleren Alters gibt es möglicherweise einen Häufungseffekt durch altersbedingte ‚Abnutzung' der Ohren: als langfristige Auswirkung davon, ständigem Lärm ausgesetzt gewesen zu sein (z. B. am Arbeitsplatz), als Nebenwirkung von regelmäßig eingenommenen Medikamenten, durch Virusinfektionen oder andere Ursachen.

Die Schwere eines Tinnitus kann nicht ohne weiteres mit Begriffen wie Lautheit, Tonhöhe oder anderen Qualitätsmerkmalen erklärt oder verstanden werden. Das Lautheitsempfinden ist von Person zu Person sehr unterschiedlich. Im Durchschnitt wird die Lautheit des Tinnitus als etwas unter dem Pegel einer normalen Unterhaltung liegend angegeben.

Da nahezu alle Ursachen für Tinnitus gutartig sind, kann er als ein natürliches Risiko des modernen Lebens und Teil des Alterungsprozesses betrachtet werden.

2. Wie Tinnitus sich auf Sie auswirken kann

Was Menschen mit Tinnitus gemeinsam haben, ist das Geräusch in den Ohren oder im Kopf. Darüber hinaus gibt es möglicherweise auch noch einige typische gemeinsame psychologische Auswirkungen der Geräusche.

Wenn wir dieses Problem jedoch genauer analysieren, finden wir große Unterschiede darin, wie Tinnitus die Menschen beeinflussen kann. In diesem Kapitel kann ich lediglich eine allgemeine Beschreibung von typischen Problemen geben. Um persönliche Schwierigkeiten sorgfältig analysieren zu können, bedarf es eines längeren Gespräches. Solche Gespräche gehörten zu meinen Routineaufgaben in der Tinnitus-Klinik, für die ich arbeitete.

Damit Sie aber vorab eine Selbstanalyse durchführen können, biete ich Ihnen ein Tagebuch und einen Fragebogen an, die in den folgenden Kapiteln erklärt werden.

Es sprechen mehrere Gründe für eine sorgfältige Analyse Ihrer Tinnitusprobleme. Zunächst müssen Sie genau wissen, womit Sie konfrontiert sind, um den besten Weg finden zu können, mit den Problemen fertig zu werden. Wie wichtig dies ist, werden Sie merken, wenn Sie Kapitel 8 über kognitive Techniken lesen.

Des weiteren ist es nützlich, abschätzen zu können, wieweit Sie es schon bei der Entwicklung von Anpassung und Toleranz gebracht haben.

Wenn Sie bemerken, daß Sie die Geräusche schon ignorieren können, und sei es nur zeitweise, sollte Sie das ermuntern; ist es doch ein Zeichen dafür, daß Sie weiterhin Fortschritte machen können. Die maximale Entwicklung der Toleranz kann Jahre in Anspruch nehmen und so langsam vor sich gehen, daß Sie die

Überwindung Ihrer Schwierigkeiten vielleicht kaum bemerken werden.

Schließlich ist es wichtig, die Auswirkungen des Tinnitus von anderen Problemen zu trennen. Der Beginn des Tinnitus kann emotionale Probleme, die Sie bereits seit einiger Zeit hatten, erst ans Licht gebracht haben. Nun ist es jedoch nicht so leicht, sich selbst aus der Distanz zu betrachten und dabei die relative Wichtigkeit von Tinnitus und den anderen Problemen abzuwägen. Aus diesem Grunde mache ich auch keinen Versuch, Sie diesbezüglich anzuleiten. Wenn Sie glauben, neben Tinnitus noch andere bedeutende Probleme zu haben, ist es sicher ratsam, hierzu fachlichen Rat einzuholen.

Selbst wenn Ihre Reaktion auf Tinnitus nicht durch zusätzliche Probleme erschwert wird, ist es naheliegend, daß sie ganz individuell ausfallen wird, je nachdem, auf welche Weise Sie mit Streß umgehen, und wie Ihre Erfahrungen hinsichtlich Krankheit, Schwerhörigkeit und ähnlichem sind. Ihre psychische Reaktion auf Tinnitus entspricht wahrscheinlich einem der drei folgenden Hauptmuster:

1) emotionaler Streß;
2) Eindringen der Geräusche in Ihre Gedanken und in das Tagesgeschehen;
3) Schlaflosigkeit.

Möglicherweise treffen für Sie sogar alle drei Muster zu, oft eines in besonders stark ausgeprägter Form. Schlaflosigkeit ist die häufigste Variante, unter der etwa 50 Prozent der Betroffenen leiden

Gefühlsmäßige Belastungen

Eine Umfrage unter Mitgliedern einer Tinnitus-Selbsthilfe-Vereinigung ergab, daß die wichtigste Aufgabe eines Tinnitusberaters darin bestehen sollte, auf die emotionalen Auswirkungen des Tinnitus einzugehen. Zweifellos ist es die emotionale Notlage, die einen Betroffenen dazu bringt, Hilfe zu suchen.

Ihre emotionale Reaktion hängt weniger davon ab, wie Tinnitus Ihre Arbeit und Freizeit beeinträchtigt, sondern viel mehr davon, welche *Bedeutung* Sie Ihrem Tinnitus beimessen. Wenn Sie Tinnitus als ein großes Unglück betrachten, wird er Ihnen Sorgen und Angst bereiten. Wenn für Sie kein Ende Ihres Tinnitus abzusehen ist, werden Sie sich deprimiert fühlen. Wenn Sie Ihren Arbeitgebern, Ärzten oder Ihrem Leben ganz allgemein verübeln, Ihnen dies aufgeladen zu haben, dann werden Sie ungehalten und voller Groll sein. Die Palette der emotionalen Reaktionen, die Tinnitus auslösen kann, ist reichhaltig. Ich werde dieses Thema in den Kapiteln 6 und 8 weitergehend behandeln.

Die Kette der Ereignisse, die zu Ihrer emotionalen Reaktion führt, kann sehr lang und verwickelt sein. Hier nur ein Beispiel aus meiner beruflichen Erfahrung, um dies zu illustrieren:

Ein Mann wurde zunehmend deprimierter, nachdem er Tinnitus bekommen hatte. Dabei trafen verschiedene Ereignisse zusammen: Sein junges Patenkind war gestorben, und er stand kurz vor seiner Pensionierung. Nun machte er sich Sorgen, daß seine Depressionen bleiben könnten. Dadurch würde nicht nur ihm die Freude an der Pensionierung genommen, sondern, was ihn besonders bedrückte, in Erwartung eines gemeinsamen Lebensabends auch die seiner Frau. Obwohl mehrere Ereignisse zusammentrafen, betrachtete er Tinnitus als das Hauptübel.

Allerdings ist es weder angemessen noch hilfreich, Tinnitus für diesen Zustand verantwortlich zu machen. Da das Leben eines Menschen auf ganz unterschiedliche Weise beeinträchtigt werden kann, benötigt er zur Ermittlung der jeweiligen Ursachen entsprechende Hilfe, um dann gezielt etwas dagegen unternehmen zu können.

Die *Falle,* in die dieser Mann geriet, war seine Vorstellung, daß Tinnitus die Ursache für all seine Schwierigkeiten war. Ein häufiger – und verständlicher – Irrtum dieser Art ist es, anzunehmen, daß jede Gedächtnis- oder Konzentrationsschwäche eine Folge der Einwirkung der Geräusche auf unseren Denkprozeß ist.

Tinnitus kann dies bewirken, aber eine ängstliche und depressive Stimmung kann es auch. Wenn sich Ihre emotionale Belastung verringert, sollte sich auch Ihre Fähigkeit, klar und ohne Ablenkung denken zu können, verbessern.

Auswirkungen auf Ihre Familie und Ihre gesellschaftlichen Beziehungen bleiben ebenfalls nicht aus. Ihr Verhalten mag sich verändert haben oder ist von Schwankungen geprägt: Möglicherweise verhalten Sie sich ohne ersichtliche äußere Ursache plötzlich für kurze Zeit ganz anders. Woran sollen Ihre Familienmitglieder erkennen, daß Ihre zunehmende Gereiztheit oder Ungeselligkeit durch Tinnitus begründet ist? Wissen Sie eigentlich selbst in diesem Fall sicher, was der wirkliche Grund für Ihr verändertes Verhalten ist? Vielleicht fühlen Sie sich gleichzeitig schuldig, weil Sie nicht so lebhaft und unbeschwert sind wie sonst, und verärgert, weil Ihre Familie Ihnen nicht so anteilnehmend erscheint, wie Sie es erwarten.

Dies alles sind Zeichen für einen verworrenen emotionalen Zustand, über den sorgfältig nachgedacht werden muß, um die beste Lösung zu finden.

Tinnitus kann sehr extreme Zustände von Verzweiflung auslösen. In einer Tinnitus-Selbsthilfe-Gruppe hatten sieben Prozent der Mitglieder einen Selbstmord erwogen. In meiner eigenen Fragebogenaktion sagten 8 von 100 ambulanten Krankenhauspatienten, daß bei andauerndem Tinnitus ihr Leben nicht mehr lebenswert sein würde. Für weitere 19 Prozent traf diese Aussage zum Teil zu. Wenn eine tiefe Depression einsetzt, erscheint der Weg zurück zur Normalität unmöglich. Aber die Aussicht, sich von einer Depression zu erholen, ist gut, besonders wenn es sich um eine reaktive Depression handelt, also eine Folgereaktion auf die Geräusche.

Lassen Sie sich also auch dann, wenn die Situation hoffnungslos erscheint, nicht davon abhalten, Hilfe zu suchen.

Zur Aufdringlichkeit der Geräusche

Eine der häufigsten Erscheinungen, die mit Tinnitus einhergehen, ist die Schwierigkeit, gesprochene Sprache zu verstehen. Sie werden das besonders immer in den Situationen feststellen, in denen mehr Konzentration als gewöhnlich erforderlich ist; beispielsweise bei einem Gespräch während einer lauten Geselligkeit. Auch kann Ihre Fähigkeit, eine Stimme zu lokalisieren (d.h. festzustellen, aus welcher Richtung sie kommt), eingeschränkt sein. Oder Sie hören vielleicht den Klang der Stimmen verzerrt. Bei zusätzlich bestehender Hörminderung treten die Auswirkungen dieser Schwierigkeiten entsprechend stärker in Erscheinung.

Noch weiß man nicht genau, inwieweit dies dem Tinnitus oder dem Hörverlust anzulasten ist, aber vermutlich tragen beide Faktoren dazu bei. Zuhören ist im Gegensatz zum Hören eine geistige Aktivität, deren Wirksamkeit eingeschränkt wird, wenn die Aufmerksamkeit durch irrelevante Geräusche abgelenkt wird. Gerade diese Macht des Tinnitus, die Aufmerksamkeit abzulenken, scheint den Verlust der Konzentrationskraft zu bewirken. Ihre Fähigkeit zu denken, während Sie lesen oder andere geistige Aufgaben erfüllen, kann durch die Aufdringlichkeit der Geräusche unterbrochen werden. Ein mir bekannter Student bemerkte seine Geräusche während des Lesens so lange nicht, bis er an eine schwierige Stelle kam.

In den Kapiteln 5 und 6 wird auf die Bedeutung der Aufmerksamkeit ausführlicher eingegangen.

Viele Freizeitbeschäftigungen verlangen ein gutes Gehör und konzentriertes Zuhören. Dies gilt auch für Fernsehen, Radiohören und den Genuß von Musikwiedergaben. Tinnitus kann einem den Genuß an diesen Beschäftigungen massiv verleiden. Diese ablenkende Wirkung kann sich jedoch mit der Zeit verringern. Ich traf einen Musiker, dem es gelang, sein Geräusch (einen Dauerton) zu ignorieren, während er sein Instrument spielte. Als ich ihn nach der Tonlage seines Geräusches fragte, lauschte er einen Moment und sagte dann: „tiefes B“. Es schien, als hätte er sich vorher noch nicht darum gekümmert; sicherlich ein Zeichen dafür, daß er dem Geräusch nur wenig Beachtung geschenkt hatte.

Tinnitus stellt in manchen Berufen eine größere Behinderung dar als in anderen, zum Beispiel in Lehrberufen. Doch möchte ich das nicht zu sehr verallgemeinern, denn für manch einen Betroffenen führt gerade die durch den Beruf geforderte intensive geistige Konzentration zur Entspannung.

Wie aufdringlich die Geräusche wirken, hängt zum Teil vom Umfang der Hintergrundgeräusche ab. Eine Umfrage über die am schlimmsten empfundenen Zeiten des Tages ergab: früh morgens, spät abends oder nachts. Weniger als zwei Prozent hielten den Vormittag für die schlechteste Zeit, wahrscheinlich weil in dieser Zeit die meisten Tätigkeiten, die hohe Konzentration erfordern, ausgeübt werden, und weil die Umweltgeräusche stärker sind. Es stellte sich auch heraus, daß arbeitende Frauen sich während des Tages weniger belästigt fühlten als beschäftigungslose Frauen, was die Bedeutung dieser Einflüsse unterstreicht.

Schlaflosigkeit

Schlaflosigkeit kann in Form von Einschlafschwierigkeiten, Aufwachen in der Nacht oder am frühen Morgen oder von allem zusammen auftreten.

Es ist erstaunlich, daß Schlaflosigkeit bei manchen Tinnitusbetroffenen das Hauptproblem oder gar das einzige Problem ist, während andere einen ungestörten Schlaf haben. Tatsächlich ist sehr wenig über die durch Tinnitus verursachte Schlaflosigkeit bekannt.

Wahrscheinlich gibt es verschiedene Varianten. So kann es sich um Schlaflosigkeit durch sorgenvolle Gedanken, Erwachen durch lauten Tinnitus oder Früherwachen, verbunden mit einer depressiven Stimmung, handeln. Etwa ein Viertel der Tinnitusbetroffenen gibt an, daß sie nachts vom Tinnitus wach werden. Eine Umfrage hierzu zeigte: Je lauter die Geräusche waren, umso größer war die Wahrscheinlichkeit für Einschlaf- und Durchschlafschwierigkeiten.

Schlafunterbrechungen können auch zu einer Gewohnheit werden, die schwer abzulegen ist. Dann wird, nach dem Erwachen in der Nacht, der Gang zur Toilette und das Bereiten eines heißen Getränkes zum Ritual, das schließlich die Schlaflosigkeit weiter fördert. Es ist wirklich überaus nervtötend, mitten in der Nacht geweckt zu werden, zumal dann die Geräusche ohnehin lauter erscheinen, und man kaum eine Möglichkeit zu ablenkender körperlicher Tätigkeit hat.

Im Kapitel 9 werde ich einige psychologische Techniken zur Entwicklung normaler Schlafgewohnheiten beschreiben. Sie sind Alternativen zum Gebrauch von Schlafmitteln, die zwar kurzzeitig hilfreich sein können, jedoch nach einigen Monaten Dauergebrauch ihre Wirkung verlieren.

Tinnitus-Patienten äußern nicht selten, daß sie aus Furcht vor einer Abhängigkeit von Schlaftabletten oder vor deren Nebenwirkungen Hilfe suchen.

Toleranzentwicklung, stufenweise

Wenn Sie die typischen Abläufe der Reaktionen auf Tinnitus durchmachen, können Sie sicher sein, daß sich mit der Zeit eine zunehmende Tolerierung der Geräusche entwickeln wird. Was ich mit ‚Tolerierung' meine, werde ich später erklären. Manche Menschen benötigen sehr viel Zeit, Toleranz zu entwickeln, bei anderen geht es ziemlich schnell. Die Gründe hierfür werden derzeit noch untersucht, doch kann ich hier schon von einigen vorläufigen Ergebnissen berichten. Viele Betroffene interessiert die Frage, ob die Geräusche mit der Zeit lauter werden, denn sie glauben, daß sie in diesem Fall niemals Toleranz dafür entwickeln können.

Kürzlich wurde eine Umfrage unter zufällig aus einem Wählerverzeichnis ausgesuchten Personen durchgeführt. Alle Personen mit Tinnitus wurden dabei über die Vorgeschichte Ihrer

Geräusche befragt, auch, ob sich in der Lautheit oder dem Belästigungsgrad etwas verändert hatte. Danach scheint es so zu sein, daß sich nach plötzlich einsetzenden Geräuschen die Lautheit bei 70 Prozent der Fälle nicht verändert, bei 20 Prozent graduell abnimmt oder sogar verschwindet und bei 10 Prozent zunimmt.

Wenn die Geräusche allmählich begonnen haben, sich also von einem fast nicht wahrnehmbaren Grad an entwickelten, ist die Wahrscheinlichkeit größer, daß sie zunehmend lauter werden. Das betraf 20 Prozent der Fälle. Bei 70 Prozent blieb die Lautheit jedoch unverändert, und bei 10 Prozent war eine Minderung oder gar ein Verschwinden zu verzeichnen. In einer anderen Untersuchung wurden Betroffene darüber befragt, wie sich die Lautheit ihrer Geräusche in den letzten zehn Jahren verändert hatte. Dabei war im Durchschnitt ein leichtes Ansteigen zu verzeichnen, was aber auf einer zehnstufigen Skala nur einen halben Skalenteil ausmachte. Dies deutet darauf hin, daß sich für die meisten keine Veränderung ergeben hatte.

Zusammenfassend kann man sagen, daß Sie bei einem typischen Verlauf des Tinnitus gute Chancen haben, daß sich die Lautheit nicht verändern wird. Wenn aber die Lautheit zunimmt, muß das für Sie nicht zwangsläufig eine stärkere Belastung bedeuten.

Wie ich schon an anderer Stelle erklärte, können Lautheit und Belästigungsgrad nicht einfach gleichgesetzt werden. So werden mehr Menschen von der Angst vor lauter werdendem Tinnitus gepeinigt als durch den lauten Tinnitus selbst.

In der oben erwähnten Umfrage wurde auch nach typischen Verläufen im Grad der Belästigung geforscht. Insgesamt ließ sich daraus ein überzeugender Beweis für eine zeitlich fortschreitende Verringerung der Belastung durch Ohrgeräusche ableiten. Unter den Personen, die anfangs stark unter Tinnitus litten (einer Minderheit), zeigte sich später bei 70 Prozent eine Minderung des Leidensdruckes. So ermutigend dies ist, so verbleibt doch immer noch eine Anzahl schwer betroffener Personen, bei denen sich keine Besserung zeigt.

Ich habe herausgefunden, daß die Entwicklung von Toleranz gegenüber Tinnitus typischerweise zwischen drei und achtzehn Monaten benötigt. Doch bin ich nicht sicher, wie weit man den Prozeß der Anpassung an die Geräusche treiben kann. Ich kann auf einige Personen verweisen, für die die Geräusche psychisch kaum belastend sind, obgleich, würde man sie nach der Vergleichs- und Überdeckungstechnik messen, sie keineswegs von jenen Geräuschen zu unterscheiden wären, unter denen andere schwer leiden.

Als erstes vermindern sich die emotionalen Auswirkungen, woraufhin sich später auch die Konzentration verbessert. Schwierigkeiten beim Hören und Verstehen von Sprache mögen für immer bestehen bleiben, wenn zusätzlich eine Schwerhörigkeit vorhanden ist.

Eines muß betont werden: Selbst wenn sich Ihre Geräusche in keiner Weise verändern, können sich dennoch Verbesserungen hinsichtlich ihrer Auswirkungen für Sie ergeben. Dies konnte durch vergleichende Messungen bestätigt werden, die vor und nach psychotherapeutischen Behandlungen durchgeführt wurden. Die Belastung läßt also nach, obwohl die Ergebnisse der Tonhöhen- und Lautheitsvergleiche unverändert sind. (Siehe Kap. 1).

Nachfolgend habe ich die Entwicklungsstufen zur Erreichung von Toleranz aufgezeichnet. (Der Verlauf kann sich bei Ihnen aber auch individuell gestalten.)

Stufe Eins

- Ständiges Wahrnehmen der Geräusche, außer im Schlaf und bei Maskierung durch lautere Geräusche.
- Häufige sorgenvolle und depressive Gedanken über Tinnitus.
- Schwierigkeiten, die Konzentration auf geistige Aufgaben für länger als einige Minuten durchzuhalten.
- Ablenkende Aktivitäten helfen nur wenig.
- Schwere Schlaflosigkeit (wenn vorhanden). In einigen Fällen erfordert vermehrtes Schlafdefizit Medikamenteneinnahme.

STUFE ZWEI

- Zeitweilig werden die Geräusche nicht wahrgenommen – besonders während ablenkender Tätigkeiten. Es gibt schon Zeiten, in denen Sie wahrnehmen, daß Sie ‚es' nicht wahrgenommen haben.
- Verbesserung der Konzentration, was sich durch vermehrten Einsatz bei gewohnten Tätigkeiten zeigt.
- Anfänge von emotionaler Akzeptanz. Die Folgen der Geräusche erscheinen nicht mehr als Katastrophe.
- Langsame Rückkehr zu normalen Schlafgewohnheiten (falls diese gestört sind).

STUFE DREI

- Die Wahrnehmung der Geräusche ist hauptsächlich begrenzt auf Zeiten der Müdigkeit, des Stresses oder der Stille.
- Geräusche stören hauptsächlich, wenn Zuhören und geistige Aufmerksamkeit wichtig sind (Geselligkeiten, Theaterbesuch, Vorlesungen).
- Geräusche sind eher lästig als emotional belastend.

STUFE VIER

- Die Geräusche werden selten bemerkt, nur noch wenn sie lauter als gewöhnlich werden, oder wenn man an sie erinnert wird.
- Bei normalen Tätigkeiten stören die Geräusche nicht.
- Emotionale Akzeptanz ist erreicht. Die Geräusche sind weder angenehm noch unangenehm.

Als kleine Übung sollten Sie einmal versuchen, alles aufzuschreiben, was Ihnen Ihr Tinnitus angetan hat, wie er Sie anfangs beeinflußte und quälte, und was Sie damals über ihn dachten. Bewerten Sie jede Auswirkung nach dem Grad Ihrer Belästigung auf einer Skala von eins bis zehn. Dann betrachten Sie Ihre augenblickliche Situation und bewerten diese entsprechend. Möglicherweise stellen Sie dabei fest, daß Ihre Toleranz bereits zugenommen hat. Weitere positive Fortschritte sind dann zu erwarten.

3. Selbstanalyse Teil I: Der Tinnitus-Fragebogen

Der hier folgende Fragebogen wurde während einer Reihe von Jahren für den Gebrauch in der Tinnitus-Sprechstunde eines Krankenhauses in England entwickelt. Hierzu befragten wir mehrere hundert Patienten, die die Sprechstunde besuchten.

Einige litten unter ihren Ohrgeräuschen, andere hatten gelernt, sie zu tolerieren, oder waren noch nie über sie beunruhigt. Aus den Erfahrungen der Patientenbefragung entwickelten wir einen Fragebogen, der die am häufigsten aufgetretenen Themen behandelt. Der Fragebogen wird bereits vor dem Gespräch mit dem Patienten ausgegeben, wodurch eine ausführlichere Diskussion der anstehenden Punkte möglich wird.

Bis zu der hier vorgelegten Form wurde dieser Fragebogen mehrfach überarbeitet. Weiter unten wird beschrieben, wie er auszufüllen ist und wie man ihn auswertet. Durch ihn erhalten Sie eine brauchbare Übersicht über Ihre Reaktionen auf Tinnitus, und er hilft Ihnen, Ihre wesentlichen Schwierigkeiten auszuloten. Die Antworten auf bestimmte Fragen belegen Ihre Einstellung zu Ihren Ohrgeräuschen, woraus sich Hinweise für die Anwendung einer kognitiven Therapietechnik ergeben können. (Siehe Kapitel 8).

Anweisungen zum Ausfüllen und Auswerten

Der Zweck dieses Fragebogens ist es, herauszufinden, ob die Geräusche in Ihren Ohren oder Ihrem Kopf Einfluß auf Ihre Stimmung, Ihre Gewohnheiten oder Einstellungen genommen haben.

Beantworten Sie bitte die Fragen in den Spalten mit *„zutreffend“*, *„teilweise zutreffend“* oder *„nicht zutreffend“*, je nachdem, was für Sie in Frage kommt.

Machen Sie als Antwort einfach einen Kreis um die entsprechende Ziffer in dieser Spalte. Es gibt kein ‚richtig‘ oder ‚falsch‘, sondern nur Antworten nach Ihrem Gefühl. Bitte beantworten Sie alle Fragen.

Auswertung: Neben den Antwort-Ziffern sind verschiedene Spalten – A; B; C; D; E; F. Für jede Antwort gibt es eine Nummer, – 1, 2 oder 3. Schreiben Sie die zu Ihrer Antwort gehörige Nummer auf die jeweils unter einem der sechs Buchstaben fett gepunktete Linie (**...**) in den Spalten. Meistens gibt es nur eine gepunktete Linie pro Frage, aber manchmal auch zwei. Wenn das so ist, schreiben Sie die Nummern in beide Spalten.

Haben Sie all das getan, addieren Sie die Werte pro Spalte. Nun haben Sie sechs Ergebnisse, A bis F, deren Bedeutung am Ende des Fragebogens erklärt wird.

Tinnitus-Fragebogen

Erklärungen: OG = Ohr- oder Kopfgeräusche
a = zutreffend
b = teilweise zutreffend
c = nicht zutreffend

		a	b	c	A	B	C	D	E	F
1	Manchmal kann ich die OG ignorieren, auch wenn sie da sind.	1	2	3	.	.	.	.	.	**...**
2	Ich wache in der Nacht wegen meinen OG häufiger auf.	3	2	1	.	**...**	.	.	.	.
3	Die Meinung und Einstellung zu den OG beeinflussen nicht das Quälende daran.	3	2	1	.	.	**...**	.	.	.

Zwischensumme: ______

		a	b	c	A	B	C	D	E	F
	Übertrag:									
4	Meistens sind die Geräusche ziemlich leise.	1	2	3	.	.	.	...	.	.
5	Wegen der OG habe ich Schwierigkeiten zu sagen, woher andere Töne kommen.	3	2	1	.	.	.	.	...	.
6	Die Art, wie die OG klingen, ist wirklich unangenehm.	3	2	1	.	.	.	...	.	.
7	Ich habe den Eindruck, daß ich den OG nie entkommen kann.	3	2	1	.	.	.	...	.	.
8	Wegen der OG wache ich morgens früher auf.	3	2	1	.	...	.	.	.	.
9	Ich mache mir Sorgen, ob ich jemals in der Lage sein werde, mit diesem Problem fertigzuwerden.	3	2	1	.	.	.	...	.	.
10	Wegen der OG ist es für mich schwieriger, mehreren Menschen gleichzeitig zuzuhören.	3	2	1	.	.	.	.	...	.
11	Wenn die OG andauern, wird mein Leben nicht mehr lebenswert sein.	3	2	1	...	.	.	.	.	.
12	Aufgrund der OG erscheinen mir die Stimmen anderer Menschen verzerrt	3	2	1	.	.	.	.	...	.
13	Ich wünsche mir, jemand würde verstehen, was das überhaupt für ein Problem ist.	3	2	1	.	.	.	...	.	.
14	Ich mache mir Sorgen, daß mich die OG in einen Nervenzusammenbruch treiben.	3	3	1	.	.	.	...	.	.
15	Mein Hauptproblem ist der Schlaf.	3	2	1	.	...	.	.	.	.
	Zwischensumme:									

Nr.		a	b	c	A	B	C	D	E	F
	Übertrag:									
16	Wegen der OG fällt es mir schwerer zu telefonieren.	3	3	1	.	.	.	.	...	.
17	Wenn ich etwas Interessantes tue, kann ich die OG vergessen.	1	2	3	.	.	.	.	.	...
18	Wegen der OG brauche ich länger zum Einschlafen.	3	2	1	.	...	.	.	.	.
19	Die OG sind die meiste Zeit laut.	3	2	1	.	.	.	...	.	.
20	Ich mache mir wegen der OG Sorgen, ob mit meinem Körper ernstlich etwas nicht in Ordnung ist.	3	2	1	.	.	.	...	.	.
21	Egal was ich tue, die OG lenken mich ab.	3	2	1	.	.	...	...	.	.
22	Die OG haben meine Konzentration beeinträchtigt.	3	2	1	.	.	.	.	.	...
23	Aufgrund der OG bin ich unfähig, Radio oder Fernsehen zu genießen.	3	2	1	.	.	.	.	...	.
24	Es wird fürchterlich sein, wenn diese OG nie weggingen.	3	2	1	...	.	.	...	.	.
25	Wegen der OG ist es für mich schwieriger, einer Unterhaltung zu folgen.	3	2	1	.	.	.	.	...	.
26	Wegen der OG fällt es mir schwerer, mich zu entspannen.	3	2	1	.	...	.	.	.	.
27	Eine stabilere Persönlichkeit würde dieses Problem vielleicht besser akzeptieren.	1	2	3	.	.	...	.	.	.
28	Wegen der OG bin ich leichter niedergeschlagen.	3	2	1	.	.	.	...	.	.
	Zwischensumme:									

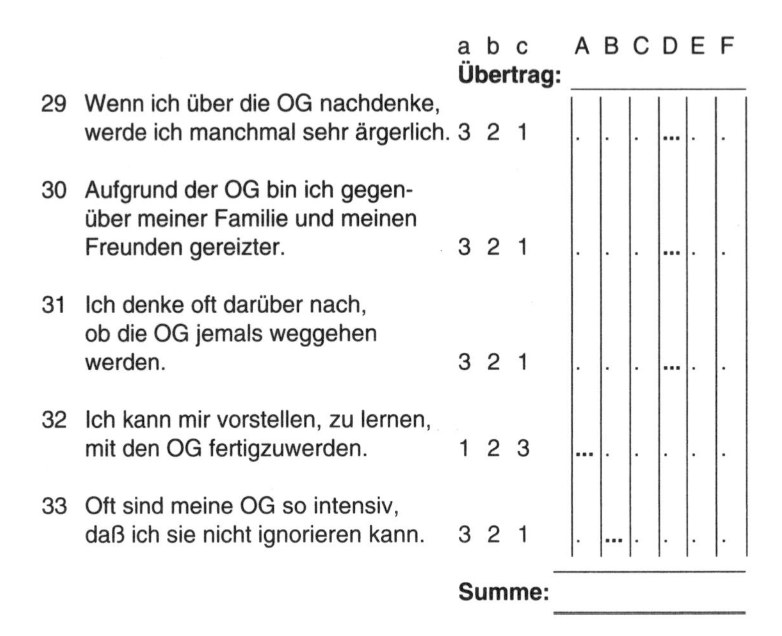

		a	b	c	A	B	C	D	E	F
	Übertrag:									
29	Wenn ich über die OG nachdenke, werde ich manchmal sehr ärgerlich.	3	2	1	.	.	.	...	.	.
30	Aufgrund der OG bin ich gegenüber meiner Familie und meinen Freunden gereizter.	3	2	1	.	.	.	...	.	.
31	Ich denke oft darüber nach, ob die OG jemals weggehen werden.	3	2	1	.	.	.	...	.	.
32	Ich kann mir vorstellen, zu lernen, mit den OG fertigzuwerden.	1	2	3	...	.	.	.	.	.
33	Oft sind meine OG so intensiv, daß ich sie nicht ignorieren kann.	3	2	1	.	...	.	.	.	.
	Summe:									

ERGEBNIS-SCHLÜSSEL zum Tinnitus-Fragebogen

Spalte:	A	B	C	D	E	F
hoch	8–9	16–18	9	36–42	15–18	8–9
mittel	5–7	11–15	6–8	23–35	10–14	5–7
niedrig	1–4	6–10	3–5	14–22	6–9	3–4

Ein hohes Ergebnis bedeutet eine starke Beeinflussung durch Tinnitus.

Spalte A: Diese Wertung ist besonders aufschlußreich. Ein hohes Ergebnis deutet an, daß Ratlosigkeit darüber besteht, wie man lernt, mit den Geräuschen fertig zu werden. Diese Situation führt unvermeidlich zu einer pessimistischen Zukunftsbetrachtung.

Ein Zweck dieses Buches ist, Ihnen zu zeigen, wie diese Einstellung bekämpft werden kann, und Sie davon zu überzeugen, daß es möglich ist, mit den Geräuschen trotz ihrer Anwesenheit leben zu lernen.

Spalte B: Die Wertung dieser Spalte zeigt das Ausmaß, inwieweit Tinnitus Ihre Fähigkeit, sich zu entspannen und zu erholen, beeinträchtigt hat.

Wenn Sie ein hohes Ergebnis erreicht haben, werden für Sie die Abschnitte über Entspannungstraining und Schlaflosigkeit (im Kap. 9) von besonderer Bedeutung sein.

Spalte C: Eine hohe Wertung in dieser Spalte deutet darauf hin, daß Sie sich kaum vorstellen können, irgendetwas könne Ihren Tinnitus verändern. Diese Einstellung wird sich aus mancherlei Gründen gebildet haben.

Wenn Sie zum Beispiel Tinnitus als ein rein medizinisches Problem betrachten, werden auch psychologische Einwände daran nichts ändern können. Für Sie ist dann der einzig akzeptable Weg eine medizinische Behandlung.

Sollten Sie gar zu der Meinung gelangt sein, daß sich sowieso nichts ändern läßt, bedenken Sie, daß dies ziemlich unwahrscheinlich ist. Wenn es etwas gibt, das Tinnitus verschlechtert, könnte es doch auch etwas geben, das ihn bessert – und möglicherweise bereits zu wirken beginnt.

Wenn Sie zusätzlich noch unter Spalte D ein hohes Ergebnis erzielen, besteht Aussicht, daß sich Ihre Meinung doch noch ändert.

Spalte D: Diese Spalte bewertet die häufigsten emotionalen Auswirkungen des Tinnitus und die Einstellungen, die sich daraus ergeben können. Aus diesem Grunde hat diese Spalte die meisten Einträge. Wenn man diese Einstellungen bearbeitet, bestehen beste Aussichten, nach einiger Zeit Veränderungen zu erzielen. Viele der hier abgefragten Grundhaltungen sind denen ähnlich, die sich zu Beginn des Tinnitus bilden; also in einer Zeit, in der man sich auf dem tiefsten Punkt befindet. In den Kapiteln über Akzeptanz und Hilfen werden diese Einstellungen ausführlich untersucht. Bei der Anwendung der kognitiven Therapie wird der Wert solcher Einstellungen direkt in Frage gestellt (Siehe Kap. 8).

Spalte E: Besonders wenn Sie zusätzlich zum Tinnitus noch eine Hörminderung haben, werden Sie hier wahrscheinlich mindestens einen mittleren Wert erreichen. Ihre Fähigkeit, Sprache und andere akustische Eindrücke deutlich hören zu können, kann dadurch eingeschränkt sein. Diese Symptome sind psychologischen Einflußversuchen gegenüber recht widerstandsfähig, was aber nicht bedeutet, daß damit in diesem Bereich nichts zu erreichen wäre.

Spalte F: Manche Menschen haben die Fähigkeit, die Ohrgeräusche einfach nicht zu beachten, während sie mit etwas Interessantem beschäftigt sind. Ein niedriger Wert in Spalte F bedeutet, daß Sie sich schon ganz gut in diese Richtung bewegt haben. Wer einen hohen Wert hat, sollte deswegen aber nicht die Hoffnung aufgeben, da diese Fähigkeit erworben werden kann.

Anmerkung: Der hier verwendete Tinnitusfragebogen wurde von G. Goebel aus dem Englischen übersetzt (copyright: G. Goebel). Es handelt sich um eine Kurzfassung des von R. Hallam, S. C. Jakes und R. Hinchcliffe entwickelten Tinnitus-Fragebogens (1988), der von G. Goebel und W. Hiller an der Klinik Roseneck, Prien am Chiemsee, auf deutsche Verhältnisse angepaßt wurde und im Rahmen breit angelegter klinischer Studien erforscht ist.

4. Selbstanalyse Teil II: Das Tinnitus-Tagebuch

Was Ihren Tinnitus schwerer oder leichter erträglich macht, das können Sie mit Hilfe des Tinnitus-Tagebuches herausfinden. Wenn Sie jetzt noch ‚schwerer' einfach mit ‚lauter' gleichsetzen, werden Sie durch sorgfältige Beobachtung bald in der Lage sein, die Lautheit der Geräusche besser zu unterscheiden. Dann werden Sie Unterschiede von ‚kaum hörbar' bis ‚belästigend' oder gar bis ‚sehr quälend' erkennen. Selbst wenn die Lautheit Ihrer Geräusche gleichbleibend erscheint, werden die Auswirkungen Ihres Tinnitus doch von Tag zu Tag etwas anders sein.

Etwa ein Viertel der Personen mit Tinnitus berichtet von großen Schwankungen der Lautheit. Auch wenn es bei Ihnen nicht so ist, werden Sie doch Ihren Tinnitus manchmal mehr und manchmal weniger stark bemerken. Besonders wenn Sie müde, gestreßt oder emotional erregt sind, macht sich der Tinnitus oftmals stärker bemerkbar. Auch Ihre körperliche Lage, ob Sie liegen, sitzen oder stehen, kann einen Einfluß darauf haben. Und dann ist es ja so, daß der Tinnitus weit weniger bemerkt wird, wenn man durch interessante Tätigkeiten abgelenkt wird oder einfach guter Laune ist.

Durch das Führen eines Tagebuches können diese Veränderungen und deren Auswirkungen sehr gut beobachtet werden. Wenn Sie die Aufzeichnungen im Tagebuch in der nachfolgend beschriebenen Weise durchführen, werden Sie dadurch herausfinden, was Ihren Tinnitus verbessert oder verschlechtert.

Ein Tagebuch kann auch, über einen längeren Zeitraum geführt, zur Kontrolle der Auswirkungen einer Ernährungsumstellung oder eines neuen Medikamentes dienen. Wenn Sie herausgefunden haben, was Ihren Tinnitus beeinflußt, läßt sich dieser Einfluß möglicherweise durch eine Änderung Ihrer Lebensweise oder Ihrer Gewohnheiten verringern.

Es kann aber durchaus sein, daß die im Tagebuch aufgezeichneten Veränderungen aussehen, als seien sie völlig zusammenhanglos. Das ist dann gut möglich, wenn sich diese Veränderungen durch nicht erkannte Abläufe in Ihrem Körpergeschehen ergeben.

Wollen Sie z.B. den Beweis erbringen, daß ein bestimmtes Geschehnis Ihren Tinnitus nicht verschlimmert, erweist sich das Tagebuch ebenfalls als nützlich. Wenn nämlich festsitzende und unbegründete Annahmen über Tinnitus widerlegt werden können, verlieren auch Schwankungen im Tinnitusgeschehen an Bedeutung und können deshalb leichter toleriert werden. (Siehe Kap. 6).

Lautheits- und Belästigungsgrad können zwar zusammenhängen, sind aber nicht identisch. Die Bewertung der Lautheit sollte getrennt von der Bewertung des Belästigungsgrades erfolgen. Bei vielen Gelegenheiten konnte ich beobachten, wie sich der Belästigungsgrad für den Betroffenen reduzierte, obgleich die Lautheit gleich blieb.

Für Tagebuchaufzeichnungen habe ich immer die folgende siebenstufige Skala empfohlen, da sieben Stufen für den Tinnitus-Schweregrad gerade noch gut unterscheidbar sind.

Für die Tinnituslautheit:
1 = außerordentlich leise (kaum zu hören)
7 = so laut wie im lautesten Fall, den Sie bisher erlebten.

Die Werte zwischen 1 und 7 sind entsprechende Zwischenstufen. So könnte 5 einer mäßigen Lautheit entsprechen. Die genaue Definition der Stufungen ist nicht so wichtig, entscheidend ist, daß Sie bei der von Ihnen gewählten Einstufung bleiben, da sonst Ihre täglichen Aufzeichnungen keinen Sinn ergeben.

Für den Tinnitus-Belästigungsgrad:
1 = überhaupt nicht störend
7 = so quälend wie im schlimmsten Fall, den Sie erlebten.

Für die Zwischenstufung gilt die gleiche Überlegung wie bei der Lautheit. Die Stufen müssen auch hier für Sie einen Sinn ergeben.

Ich schlage vor, täglich nicht mehr als drei oder vier Eintragungen vorzunehmen. Die Tageszeiten für die Eintragungen sollten im voraus festgelegt werden, entweder als feste Zeitpunkte, z.B. um 8.00, 14.00 und 20.00 Uhr, oder – allgemeiner – für morgens, nachmittags und abends. Wenn Ihr Tinnitus stark schwankt, bewerten Sie einfach den höchsten Wert für den jeweiligen Zeitraum.

Es gibt keine festen Regeln, doch sollten Sie bei der einmal gewählten Methode bleiben. Ideal wäre, wenn Sie Ihre Eintragungen in ein hierfür vorbereitetes Heft machen würden und zwar immer gleich dann, wenn die Bewertung Ihres Tinnitus ansteht. Machen Sie die Eintragungen erst später, kann es sein, daß Ihnen Ihr Gedächtnis einen Streich spielt, und Sie sich nicht mehr korrekt erinnern können.

Die Führung eines Tagebuches kann aber auch den unerwünschten Effekt haben, die Aufmerksamkeit verstärkt auf den Tinnitus zu lenken. Dies kann dann eintreten, wenn Sie die Ohrgeräusche sehr häufig bewerten. Aus diesem Grunde schlage ich vor, ein Tagebuch nur für einen bestimmten Zweck und nur für den Zeitraum des Experimentes zu führen.

Wenn Sie Ihre Ernährung, Medikamente oder Lebensführung ändern wollen, sollten Sie das Tagebuch ein paar Wochen davor beginnen und wenigstens ein paar Wochen danach erst beenden.

Um sicher zu gehen, ob durch eine bestimmte Maßnahme eine Wirkung erzielt wurde, können Sie den Ablauf nochmals wiederholen und das Ergebnis dadurch überprüfen.

Das ausgefüllte Tagebuch könnte so aussehen:

Tag:	Montag	Dienstag	Mittwoch	Donnerstag usw.
Morgens				
Lautheit:	4	5	4	6
Belästigung:	7	6	AS 6	5
Mittags				
Lautheit:	3	5	4	6
Belästigung:	2	AS 2	5	6
Abends				
Lautheit:	5	5	4	6
Belästigung:	5	ES 5	ES 5	6

Neben der Bewertung von Lautheit und Belästigung ist es nützlich, auch bestimmte andere Ereignisse festzuhalten. Schlafstörungen könnten mit einer entsprechenden Bezeichnung, z.B. „*ES*" für Einschlafstörung oder „*NE*" für nächtliches Erwachen oder „*FE*" für frühes Erwachen vermerkt werden. Auch stressige Ereignisse könnten Sie vermerken, wie Arbeitsstreß *(AS)* usw.

Diese Aufzeichnungen sollten Sie regelmäßig machen, und nicht nur dann, wenn der Tinnitus Sie besonders quält. Wird das nicht befolgt, kann es bei der Auswertung zu falschen Schlüssen führen.

So könnte beispielsweise übersehen werden, daß zu bestimmten Zeiten Arbeitsstreß nicht unbedingt verstärkten Tinnitus zur Folge hat. Mitunter ist sogar eine tüchtige Arbeitsbelastung ein Segen, weil Sie dadurch von Ihren Geräuschen abgelenkt werden.

Was kann man nun mit all diesen Informationen anfangen? Damit es einen Sinn ergibt, sind die Zahlen zu addieren oder grafisch auszuwerten.

Um die beste oder schlechteste Zeit des Tages zu ermitteln, müssen nur die Werte für morgens, mittags und abends addiert werden. Auch müssen nach einer durchgeführten Änderung, z.B. Medikamentenwechsel, die Zahlen für die Wochen nach der Änderung addiert werden.

Eine andere Methode, die Ergebnisse auszuwerten, ist, die Tageswerte von Lautheit und Belästigung jeweils zu addieren und in ein Diagramm einzutragen:

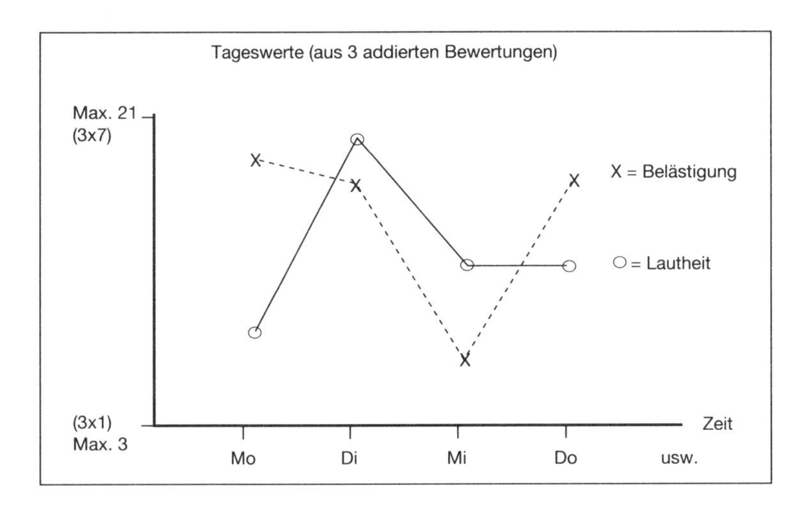

Ein Diagramm dieser Art zeigt den allgemeinen Trend der Wertungen über die Zeit, wobei wiederkehrende Wirkungen offenkundig werden. Zum Beispiel könnte sich zeigen, daß Wochenenden eine gute (oder schlechte) Zeit sind. Dann sollte man über die Gründe dafür nachdenken.

Stellen Sie sich vor, der Zusammenhang zwischen Kaffeetrinken und der Lautheit oder dem Belästigungsgrad von Tinnitus wird gesucht. Hier haben wir eine Methode, um dies herauszufinden.

Legen Sie zunächst Wertebereiche fest. Zum Beispiel: 1–4 = Tinnitus ist ‚gut‘ oder ‚gering‘ und 5–7 = Tinnitus ist ‚schlecht‘ oder ‚stark‘.

Tragen Sie dann hier ein, an wieviel Tagen Sie morgens Kaffee getrunken haben und wie sich Ihr Tinnitus danach verhielt:

(a) ______ x wonach Tinnitus gut (1–4) war.
(b) ______ x wonach Tinnitus schlecht (5–7) war.

Prozentwert der Zeit, in der Tinnitus nach Kaffeegenuß schlecht war = $\frac{(b)}{(a+b)} \times 100$

Dieser Wert sollte nun mit einem auf die gleiche Weise ermittelten Wert, wenn morgens kein Kaffee getrunken wurde, verglichen werden.

Morgens keinen Kaffee getrunken:
(c) ______ x wonach Tinnitus gut (1–4) war.
(d) ______ x wonach Tinnitus schlecht (5–7) war.

Prozentwert der Zeit, in der Tinnitus ohne Kaffeegenuß schlecht war = $\frac{(d)}{(c+d)} \times 100$

Die Berechnungsart ist in beiden Fällen die gleiche. Auch wenn es kompliziert erscheinen mag, so ist es doch nur eine einfache Prozentrechnung.

Wenn der Unterschied zwischen den Werten mit und ohne Kaffeegenuß gering ist, z.B. 60 zu 50, werden Sie wohl nicht geneigt sein, Ihre Gewohnheit aufzugeben. Natürlich liegt es in Ihrem Ermessen, wie Sie es beurteilen.

Die Beziehungen zwischen Lautheit und Belästigungsgrad aufzudecken, kann eine weitere interessante Aufgabe sein. Genau wie im Beispiel mit dem Kaffee vergleichen Sie die Prozentwerte der Zeiten, in denen der Tinnitus lästig (5–7) ist, und dabei leise (1–4) oder laut (5–7) ist.

So können Sie alle möglichen Wirkungen überprüfen, z.B. auch Arbeitsstreß. Dabei könnten sich Zusammenhänge zwischen einer stärkeren Belästigung durch die Ohrgeräusche und einem bestimmten Ereignis herausstellen. Dies ist dann für Sie ein Hinweis, Ihre Lebensweise zu überprüfen und eine Änderung vorzunehmen, um die schlimmsten Zeiten zu minimieren. Sollte sich aber in allen Bewertungen weder ein Sinn noch ein brauchbares Muster ergeben, legen Sie das Tagebuch zur Seite und verfolgen Sie diesen Weg nicht weiter.

Lebensmittel, Medikamente und andere Dinge, die zur Verschlechterung des Tinnitus beitragen können

Dieses Thema ist hier nur für den Fall eingefügt, daß Sie das Tagebuch zum Untersuchen der Wirkung von Lebensmitteln und Medikamenten benutzen möchten. Sollten Sie begründete Vermutungen haben, daß ein Medikament, das Sie einnehmen, Ihren Tinnitus verschlimmert oder daß in Ihrer Nahrung wichtige Inhaltsstoffe fehlen, haben Sie mit dem Tagebuch die Möglichkeit, die Auswirkungen entsprechender Umstellungen zu kontrollieren.

Wenn Sie glauben, daß die verschriebenen Medikamente Ihre Ohrgeräusche erzeugen oder verstärken, setzen Sie sie nicht ohne Einverständnis Ihres Arztes ab. Es könnte sein, daß es für Sie wichtiger ist, sie zu nehmen, auch wenn sie sich nachteilig auf Ihre Ohrgeräusche auswirken.

Ich betone nochmals, daß es viele unterschiedliche Ursachen für Tinnitus gibt. Bei einem Teil der Betroffenen, wahrscheinlich nicht mehr als 5 bis 10 Prozent, trägt die Anfälligkeit für toxische Wirkungen von Nahrungsmitteln, Medikamenten und für Allergien zur Verursachung des Tinnitus bei. Für einen sehr kleinen Kreis von Betroffenen könnten also gerade diese Faktoren darüber entscheiden, ob sie Tinnitus hören oder nicht.

Medikamente

Die Anzahl der Medikamente, die möglicherweise Tinnitus als Nebenwirkung hervorrufen, ist tatsächlich sehr groß. Einige Medikamente können neben Tinnitus auch Hörverlust bewirken. Doch nur sehr wenige Patienten, die ototoxische Medikamente bekommen, erleiden diese unerwünschten Nebenwirkungen, da die Medikamente normalerweise so dosiert gegeben werden, daß keine Schäden auftreten. Für das Auftreten von Nebenwirkungen gibt es vielfältige Gründe, und Patienten reagieren auf Medikamente auch sehr unterschiedlich. Außerdem können, bevor das Medikament gegeben wurde, bereits (unentdeckte) Funktionsstörungen im Ohr vorhanden gewesen sein, was erhöhtes Schädigungsrisiko bedeutet. Obendrein kann ein einzeln genommenes Medikament ohne Nebenwirkung, jedoch in Kombination mit anderen Mitteln, schädlich sein.

Bei Tierexperimenten wurde sogar festgestellt, daß einige Medikamente in leiser Umgebung harmlos, in lauter Umgebung hingegen schädlich für die Ohren sind.

Ich werde Ihnen hier aber keine detaillierte Liste der Medikamente aufführen, die dafür bekannt sind, als Nebenwirkung Tinnitus zu erzeugen. Ganz allgemein handelt es sich um einige Antibiotika, Diuretika, Analgetika und psychotrope Drogen.

Von Aspirin, der bei weitem meistbenutzten Arznei, wissen wir, daß dieses Medikament Tinnitus erzeugt. Früher nutzten einige Ärzte diese Wirkung aus, um die maximal mögliche individuelle Dosierung zu ermitteln, indem sie die Dosis so weit erhöhten, bis der Patient Ohrgeräusche bekam. Kleine Dosen werden kaum dauerhafte Wirkung auf den Tinnitus haben. Wenn Sie ständig gegen Kopfschmerzen oder andere einfache Beschwerden Aspirin nehmen, sollten Sie es allerdings durch ein salicylfreies Arzneimittel ersetzen.

Chinin, bekannt von der Behandlung der Malaria, ist übrigens ebenfalls ein Tinnituserzeuger.

Einige Antibiotika können bei empfindlichen Personen Tinnitus hervorrufen. Eine junge Frau, die unsere Klinik besuchte, erwarb Tinnitus auf diese Weise. Sie war über Ihren Arzt sehr verärgert, weil er ihr diese Arznei verschrieben hatte. Jedoch konnte ihr Leben nur durch eine längere Gabe von Antibiotika gerettet werden. So ist bei allen medikamentösen Behandlungen auch ein gewisses unvermeidliches Risiko gegeben.

Genußmittel

Es ist allgemein bekannt, daß solche weltweit konsumierten Substanzen wie Koffein (in Tee, Kaffee und Cola-Getränken), Nikotin (in Tabak) und Alkohol Tinnitusgeräusche intensivieren können. Wenn Sie diese Dinge genießen oder davon abhängig sind, wird Ihnen die Entscheidung, sie aufzugeben, sicherlich schwerfallen. Und dann würden Sie vermutlich gern erst einmal herausfinden wollen, ob sie Ihren Tinnitus wirklich kurzfristig beeinflussen. Das läßt sich ohne besondere Mühe machen, indem Sie sich abwechselnd, entweder halbtags oder ganztags, Ihren Genüssen hingeben und dann wieder enthalten und dabei Ihren Tinnitus bewerten.

Eine überzeugendere Wirkung werden Sie jedoch erzielen, wenn Sie Ihre Gewohnheit für einen Monat oder länger aufgeben. Das ist sicherlich nicht leicht, besonders wenn Sie ein starker Raucher sind. Der Verzicht könnte Sie nervös und reizbar machen. Und das ist eine Stimmungslage, in der der Tinnitus ohnehin unerträglich erscheint. Um vernünftige Vergleichswerte zu der Zeit vor dem Verzicht zu bekommen, sollten Sie besser den Beginn des Tests hinauszögern, bis sich Ihre Stimmung normalisiert hat. Beginnen Sie dann Ihr Tagebuch noch einmal. Aufzeichnungen über zwei oder drei Wochen sollten ausreichen, um Verbesserungen festzustellen.

Ernährung und Allergie

Welche Rolle die Ernährung für die Gesundheit spielt, ist ein kontroverses Thema. Nur eine kleine Zahl der Tinnitus-Experten vertritt nachdrücklich die Meinung, Ernährungsweisen, Lebensmittelunverträglichkeiten oder Allergien seien von gravierender Bedeutung für den Tinnitus. Daß ein Mangel an wichtigen Mineralien, Vitaminen oder anderen Nährstoffen für eine Hörstörung oder für Tinnitus verantwortlich ist, ist durchaus möglich. Da die Ernährung im Zusammenspiel mit anderen Einflüssen auf die allgemeine Gesundheit einwirkt, ist dieses Thema sehr komplex.

Eine Allergie ist eine Überreaktion Ihres Immunsystems auf bestimmte Stoffe. Ihr Immunsystem hat Ihren Körper gegen Krankheiten zu verteidigen, besonders gegen das Eindringen von Viren und Bakterien. Bei manchen Menschen können scheinbar harmlose Stoffe, wie Getreidepollen oder Nahrungsmittelproteine, das Immunsystem in Aktion bringen. Dabei kommt es zu Symptomen wie Hautausschlag, geschwollene rotgeränderte Augen, Keuchen und Husten, Heufieber, Magenverstimmung und vieles andere mehr. Auch Symptome im Bereich der Ohren, einschließlich Tinnitus, sind in der Literatur über Allergie erwähnt. Wenn Sie bei sich eine Allergie als Ursache vermuten, suchen Sie einen Allergologen auf. Das Bestehen einer Lebensmittelallergie läßt sich in der Regel nur durch Experimente mit der Ernährung bestätigen, da andere Diagnosemethoden unzuverlässig sind.

Sollten Sie sich entschließen, Ihre Ernährungsweise zu überprüfen, wird Ihnen ein Tinnitus-Tagebuch gute Dienste leisten.

Streß und Umweltfaktoren

Wenn Sie in Ihrem Tagebuch ein Muster entdecken, das Zusammenhänge zwischen Ihrem Tinnitusgeschehen und bestimmten Tageszeiten oder Wochentagen erkennen läßt, könnte sich daraus ein Hinweis auf die Hintergründe für Ihre zeitweiligen Beschwerden ergeben.

Die folgend aufgeführten Einflüsse könnten von Bedeutung sein, wenn der Tinnitus entweder besonders quälend oder überhaupt nicht störend ist.

- Fühlen Sie sich gelangweilt, oder sind Sie beschäftigt? Wie stark abgelenkt sind Sie durch andere Aktivitäten während dieser Zeiten?
- Wie wirken Umgebungsgeräusche auf Sie?
  Plagen Ihre Geräusche Sie hauptsächlich in ruhiger Umgebung? Haben laute Umgebungsgeräusche einen maskierenden Effekt oder verstärken sie Ihre Ohrgeräusche?
- Fühlen Sie sich genervt oder gestreßt? Sind Sie überlastet – durch Arbeit, durch die Betreuung sehr aktiver Kinder, durch angestrengtes Zuhören? Wieviel davon ist unvermeidlich? Oder ist es überhaupt nur Ihre Art, die Dinge zu sehen? Glauben Sie, daß Sie der Tinnitus plagen muß, und haben Sie deswegen depressive Gedanken, wenn die Ohrgeräusche ‚stark' sind?
- Hält der Tinnitus Sie von Ihren Lieblingsbeschäftigungen ab, etwa vom Musikhören oder Nichtstun?

Durch das Tagebuch sollten Sie die Hauptgründe aufdecken können, warum Sie mal mehr und mal weniger unter Ihrem Tinnitus leiden. Sie sollten notieren, wann die Ohrgeräusche Sie quälen und auch, wann Sie sich dadurch nicht belästigt fühlen, denn das ist gleichermaßen wichtig.

Machen Sie sich auch ein paar Notizen zu den Aktivitäten und den Gedanken, die Sie während der Zeit der Tagebucheintragungen haben. Diese Anmerkungen können bei der Auswertung der Selbstanalyse sehr hilfreich sein. Wenn Sie die folgenden Kapitel lesen, wird Ihnen der Nutzen dieses Vorgehens noch verständlicher werden.

5. Tinnitus akzeptieren: Die Bedeutung der Aufmerksamkeit

Was bedeutet es nun, Tinnitus zu akzeptieren, und wozu soll es gut sein? Ein Skeptiker würde sagen, „Tinnitus vergeht nicht – also *muß* ich ihn akzeptieren“.

Was ich unter *Akzeptanz* verstehe, will ich Ihnen in diesem Kapitel erklären. Ich werde demonstrieren, daß diese Einstellung vernünftig ist und auch theoretisch Sinn macht. Die Idee der ‚Akzeptanz‘ wird Ihnen sicherlich schwer verständlich sein, wenn Sie noch nicht die unterschiedlichen Entwicklungen Ihres Tinnitus erlebt haben. Ein Klient bemerkte hierzu einmal, „ich habe Akzeptanz eigentlich erst verstanden, als ich sie erreicht hatte“. Vorher glaubte er, Tinnitus bereits akzeptiert zu haben, merkte später jedoch, daß es keineswegs so war.

Es genügt nicht, daß Sie sich einfach dazu entschließen, Tinnitus zu akzeptieren, und dann erwarten, daß sich die Angelegenheit allein dadurch verbessert. Ich glaube, daß man sich auf Umwegen darum bemühen muß, diese Akzeptanz zu erreichen.

Ein erster Schritt ist, anzuerkennen, daß Tinnitus vorhanden ist und wahrscheinlich nicht vergeht und in bestimmten Situationen eine Behinderung sein kann. Tinnitus zu akzeptieren, bedeutet dann, ihn als absolut unwert jeder weiteren Betrachtung zu befinden.

Nun kann es aber sein, daß Sie ständig an Ihren Tinnitus denken müssen:

- Warum habe gerade ich ihn?
- Wodurch wurde er verursacht?
- Hat er eine ernste Ursache?
- Wird er jemals wieder aufhören?
- Wird er mich langsam zur Verzweiflung treiben?

Diese und andere Fragen sind durchaus vernünftig. Was nicht vernünftig ist, ist, sich dieselben Fragen tagtäglich erneut zu stellen. Dadurch bringen Sie die Geräusche immer wieder in den Vordergrund Ihres Bewußtseins, wodurch Ihnen deren ständige und unerbittliche Anwesenheit vermittelt wird. Es ist wie ein Ablagefach für eingehende Anfragen, das nie geleert wird. Genauso bleibt Tinnitus Ihnen im Bewußtsein und erinnert Sie ständig an seine Existenz.

Bevor wir all das betrachten, was uns Tinnitus bewußt hält, will ich den psychologischen Prozeß „Aufmerksamkeit" etwas eingehender erläutern.

Was ich dazu zu sagen habe, läßt erkennen, daß Tinnitus gleichermaßen ein Aufmerksamkeitsproblem wie auch ein medizinisches Problem ist.

Der Prozeß der Aufmerksamkeit

Was ich hier zu erklären versuche, gehört zu der Grundlage unseres psychologischen Überlebens. Stellen Sie sich alles das vor, was Sie mit Ihren Sinnen erfassen können – durch hören, sehen, tasten, riechen und empfinden. Es wird nie vorkommen, daß Sie das alles gleichzeitig wahrnehmen. Es würde Sie total überfordern. Normalerweise werden Sie eines nach dem anderen wahrnehmen – ein Türknallen, einen Juckreiz, das plötzliche Erscheinen der Sonne und so weiter.

Wahrnehmen bedeutet nämlich, etwas in Ihr Bewußtsein zu bringen. Einerseits nehmen Sie die Dinge erst dann wahr, wenn Sie von ihnen überrascht werden, z.B. durch Türknallen, andererseits wenn sie für Ihre augenblickliche Tätigkeit von Nutzen sind. So schenke ich meine Aufmerksamkeit beim Schreiben den Wörtern, die aus meiner Feder fließen, und meinen Gedanken, die ich dabei habe.

Normalerweise nimmt man nur jeweils ein Ereignis zur Zeit bewußt wahr. Wenn meine Aufmerksamkeit durch ein Türknallen abgelenkt wird, könnte ich ‚automatisch' weiterschreiben. Für diesen Bruchteil einer Sekunde des Türknallens achte ich dann jedoch nicht auf die Wörter in meinem Gesichtsfeld.

Es gibt viele Tätigkeiten, die wir ‚automatisch' verrichten, ohne ihnen große Aufmerksamkeit zu schenken. Das betrifft auch das Autofahren. Dabei kann der Fahrer manchmal für mindestens einige Sekunden mit den Gedanken weit weg von der Straße sein.

So wie man aus zwei Gründen aufmerksam wird, so gibt es zwei Gründe, die Aufmerksamkeit gegenüber Ereignissen einzustellen.

Erstens sind es die langweiligen, wiederkehrenden oder bedeutungslosen Ereignisse, die sich dauernd abspielen. Das Ticken einer Uhr, das Geräusch Ihres eigenen Atems, Verkehrsgeräusche, das Summen eines Kühlschrankes, sind alles Geräusche der genannten Art. Selten sind Sie sich auch Ihrer Körperhaltung oder Körpergefühle bewußt, denn diese sensorischen Ereignisse stehen im Gegensatz zu neuen und interessanten Ereignissen, die Ihre Aufmerksamkeit in Anspruch nehmen.

Die zweite Art der Unaufmerksamkeit besteht im Ignorieren von Ereignissen, welche zum automatischen Durchführen von Aktivitäten nötig sind. Beim automatischen Autofahren benötigen Sie immerhin Ihre Augen, auch wenn Sie der Straße nicht die volle Aufmerksamkeit widmen. Sie sind also fähig, visuelle Informationen zu verarbeiten, ohne ihnen aktiv Aufmerksamkeit zu schenken.

Es ist eine bemerkenswerte Fähigkeit, die mit den Sinnen aufgenommenen Informationen ignorieren zu können, dabei gleichzeitig die Situation zu beobachten und, wenn notwendig, diese Informationen zu nutzen. Ohne diese Fähigkeit wären Sie nicht überlebensfähig; Sie müssen Ihre Aufmerksamkeit jeder Situation flexibel anpassen können. Wenn Sie zum Beispiel auf der Autobahn vor sich hin träumen, bleibt es wichtig, Hinweise auf einen Unfall oder einen möglichen Unfall vor Ihnen aufzunehmen. So erfassen Sie vielleicht das Blaulicht der Polizei quasi automatisch, doch werden Sie danach wieder die volle Aufmerksamkeit auf das Fahren richten.

Wir können Tinnitus als eine Störung der Aufmerksamkeit betrachten. Nach den Begriffen unserer psychologischen Überlebensstrategie sollte ein Tinnitusgeräusch zu der Kategorie der langweiligen, wiederkehrenden Ereignisse, die ohne Bedeutung sind, gehören. Es ist kein Ereignis, das Sie beständig überrumpeln und Ihre Aufmerksamkeit erregen sollte. Auch ist es nicht als sensorische Information zum Steuern automatischer Gewohnheiten brauchbar.

Bei meiner Arbeit in der Tinnitus-Klinik machte ich die Beobachtung, daß sich Tinnitus in den meisten Fällen tatsächlich in den Hintergrund des Bewußtseins zurückzog. Nur wenn er lauter als gewöhnlich wurde, wie in Streßsituationen, bei Müdigkeit oder in sehr stiller Umgebung, gelang es ihm, wieder Aufmerksamkeit zu erregen und in den Vordergrund zurückzukehren. Dieser Zustand der relativen Unaufmerksamkeit hinsichtlich der Geräusche steht im Gegensatz zu dem Zustand, wenn Tinnitus zum erstenmal bemerkt wird. Als ein neuer Eindruck, eine neue Erfahrung, ist er ständig im Bewußtsein und drängt sich in alle Aktivitäten, sei es beim Zeitunglesen oder Entspannen auf dem Sofa. Es ist gerade so, als ob Tinnitus ständig ankündigen will: „Ich bin noch da", doch die betroffene Person weiß es selbst viel zu gut, daß er noch da ist. In diesem Zustand wird der Tinnitus als ständig anwesend empfunden.

Bedenken Sie, daß einige beständig vorhandene Geräusche, wie das Atemgeräusch, völlig akzeptiert werden und immer im Hintergrund vorhanden sind. Hören Sie jetzt einmal hin, und Sie werden bemerken, daß Ihre Atmung ein Geräusch verursacht. Das wird Ihnen aber nur bei seltenen Gelegenheiten bewußt. Bei der Aktivierung Ihrer Aufmerksamkeit sind viele unterschiedliche Faktoren beteiligt, auf die ich noch zurückkommen werde. An dieser Stelle möchte ich betonen, daß der Lernprozeß, Tinnitus nicht zu beachten, stufenweise erfolgt. Und zwar in der Form, daß stufenweise der Aufmerksamkeitsgrad, den Sie dem Tinnitus zuwenden, reduziert wird.

Aufmerksamkeit und Tinnitus

Ich schlage vor, ein Tinnitusgeräusch wie ein externes Geräusch zu betrachten, dem Sie Ihre Aufmerksamkeit widmen oder nicht. Wenn Sie Tinnitus erstmalig bemerken, mag er wie eine ständige Belästigung, von der kein Augenblick Ruhe zu erwarten ist, erscheinen. Auch mögen Sie manche schlaflose Nacht verbracht haben und so wortwörtlich keinen Moment erlebt haben, wo Sie Tinnitus nicht hörten. Aber selbst in diesem Stadium kann es nicht sein, daß Ihr Wachzustand vollkommen vom Tinnitus beherrscht wird. Es ist einfach notwendig, zeitweilig anderen Ereignissen Aufmerksamkeit zu schenken, sei es beim Reden oder beim täglichen Handeln, sei es im Straßenverkehr und dergleichen mehr. Sie sind niemals einem Roboter gleich, Sie sind eben nicht automatisch gesteuert, ohne zu wissen, was Sie tun, Sie sind nicht sklavisch dazu verdammt, auf Ihre Geräusche zu hören.

In den frühen Stadien ihres Tinnitus beschäftigen sich manche Betroffene bewußt mit Tätigkeiten, durch die sie voll in Anspruch genommen werden; dadurch gelingt es, zumindest vorübergehend, den Tinnitus auszuschließen. Tätigkeiten dieser Art sind oftmals Hausarbeit, Renovierungsarbeiten, lange Spaziergänge mit dem Hund, Gartenarbeit oder Autoreparaturen. Je stärker diese Tätigkeiten Ihre Aufmerksamkeit binden, umso weniger sind Ihre Gedanken mit Tinnitus beschäftigt.

Dominiert am Anfang das Stadium des ‚ständigen Bewußtseins', werden später die Zeiträume der Unaufmerksamkeit häufiger. Dann merken Sie plötzlich, daß Sie den Tinnitus zeitweilig gar nicht bemerkt haben. Irgendwann danach werden Sie ihn nur noch zu bestimmten Zeiten wahrnehmen: wie bereits erwähnt, nur noch während Streßsituationen, in Phasen von Müdigkeit oder in stiller Umgebung. Ich glaube, daß der Prozeß, die Geräusche zu ignorieren, sogar noch weiter fortgeführt werden kann, da ich einige Leute mit Tinnitus kennengelernt habe, die die Tinnitusgeräusche so aus ihrem Bewußtsein ausblenden konnten wie die Atemgeräusche.

Die unterschiedlichen Grade der Aufmerksamkeit auf externe Geräusche lassen sich bildhaft durch drei Eisenbahngleise mit Einfahrtsignalen, wie in Abb. 3 gezeigt, darstellen.

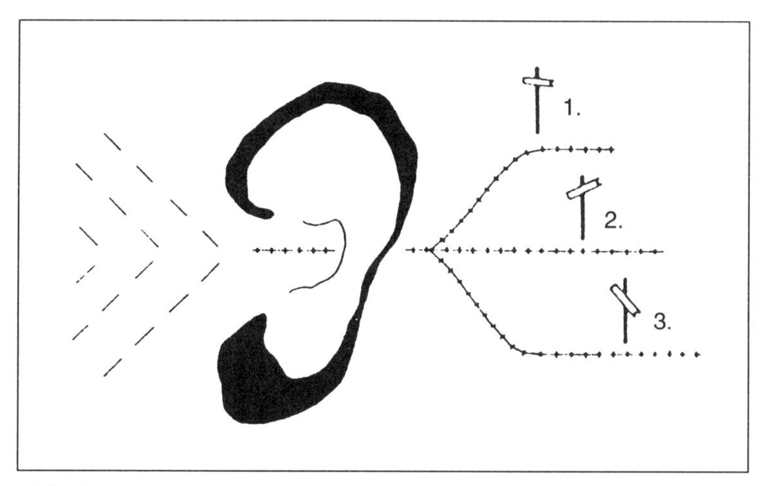

Abbildung 3: Analyse der Bedeutung von Geräuschen.

1. Bekannte, bedeutungslose Geräusche werden gestoppt. Die Information wird nicht an das Bewußtsein weitergegeben, um Einfluß auf das Verhalten zu nehmen.
2. Bekannte, bedeutungsvolle Geräusche werden zur Beeinflussung des Verhaltens weitergeleitet, ohne notwendiges ständiges Bewußtsein.
3. Intensive, unbekannte und überraschende Geräusche werden mit vollem Bewußtsein überprüft.

Am Signal des ersten Gleises wird die Information gestoppt; sie gelangt nicht zur weiteren Analyse ins Bewußtsein.

Auf dem zweiten Gleis, mit dem erhobenen Signal, kann die Information passieren, und alles geht nach Plan. Der Informationsinhalt wurde verstanden und verarbeitet; es gibt keinen Grund, darauf besonders zu achten. Wenn nötig, kann das Signal gesenkt und die Information erst überprüft werden.

Auf dem dritten Gleis zeigt das Signal nach unten, hier wird die Information erst untersucht: Was enthält sie? – Was bedeutet sie? – Wohin ist sie zu leiten? – Dies repräsentiert den höchsten Grad der Aufmerksamkeit, vergleichbar dem Zustand, als Sie Ihren Tinnitus erstmals bemerkten.

Dieses Steuern und Leiten (Weichenstellen) der externen Geräusche (und anderer sensorischer Informationen) wird vom Gehirn als Teil seiner normalen Arbeit geleistet. Sie können dabei nicht entscheiden, nun nichts mehr aufnehmen zu wollen, wie Sie auch nicht entscheiden können, daß Sie in den nächsten fünf Sekunden nicht über rosa Elefanten nachdenken wollen. – Versuchen Sie es!

Die allmähliche Verringerung der Aufmerksamkeit auf irrelevante Informationen ist ein automatischer Prozeß, und Sie müssen der Fähigkeit Ihres Gehirns, dies zu vollbringen, vertrauen. Auf welche Weise Sie dies durch Ihren bewußten, denkenden Verstand beeinflussen können, werden Sie später noch sehen, jedenfalls muß es indirekt geschehen.

Meine Hypothese ist, daß dieselben Aufmerksamkeitsprozesse auch bei dem Lernvorgang, Tinnitusgeräusche zu ignorieren, mitwirken, obgleich diese im Gegensatz zu den externen (physikalischen) Geräuschen intern erzeugt werden.

Welcher Zeitraum wird nun für die graduelle Verringerung der Aufmerksamkeit benötigt? Auf diese Frage kann ich keine endgültige Antwort geben. Möglicherweise wird der benötigte Zeitraum von Ihrem Hörvermögen, der tatsächlichen Lautheit und Qualität Ihrer Geräusche, Ihrer Stimmung während dieser Zeit und anderen Faktoren abhängen. Um einen annehmbaren Grad der ‚Unaufmerksamkeit' zu erreichen, halte ich einen Zeitraum von 18 Monaten nicht für ungewöhnlich.

Was tut sich nun hinsichtlich der Lautheit der Geräusche während dieser Zeit? Wenn man von den bisher durchgeführten Untersuchungen ausgeht, gibt es keinen Grund zu der Annahme, daß sich die Lautheit der Geräusche überhaupt verändert, soweit wir dies mit der Vergleichsmethode messen können. Jedoch ist es denkbar, daß einem die Geräusche subjektiv etwas leiser erscheinen, wenn es gelingt, sie in den Hintergrund zu verdrängen.

Wie lange es dauert, sich an Kopfgeräusche zu gewöhnen und diese zu akzeptieren, ist höchst unterschiedlich. Für manche Menschen, die Tinnitus bekommen, ist dies nichts, was sie besonders beunruhigen könnte. Vielleicht gehen sie ein- oder zweimal zum Arzt und denken dann nicht mehr daran. Bei anderen hingegen, und dies ist ein guter Teil derjenigen, die eine Tinnitus-Sprechstunde besuchen, läßt die Aufmerksamkeit, die sie dem Tinnitus zuwenden, über mehrere Jahre hinweg kaum nach.

Im nächsten Kapitel werde ich über die unterschiedlichen Faktoren berichten, die den Grad der Aufmerksamkeit auf Tinnitus beeinflussen. Ich hoffe, dadurch erklären zu können, warum manche Menschen mit Ihrem Problem schnell zurecht kommen, während andere viele Jahre lang darunter leiden.

6. Hinhören oder Nicht-Hinhören

Aufmerksamkeit und Wahrnehmung

Warum können manche Menschen Kopfgeräusche ignorieren, während andere sie ständig wahrzunehmen scheinen? Wenn die im letzten Kapitel entwickelten Ideen in sich schlüssig sind, müssen wir die Antwort darauf bei den bekannten Gründen suchen, die die Menschen veranlassen, den Alltagsgeräuschen Beachtung zu schenken oder auch nicht. Wie ich schon sagte, gibt es zwei Hauptgründe, die unsere Aufmerksamkeit erregen: Erstens, wenn die Qualität oder der Zeitpunkt des Geräusches neu oder unerwartet ist. Zweitens, weil es sich um Geräusche handelt, die für uns *Bedeutung haben*; manchmal auch nur, weil wir sie noch nicht richtig einordnen können, was uns verwirrt. Welche Rolle nun diese zwei Gründe spielen, und inwieweit Sie dadurch Ihren Geräuschen Aufmerksamkeit schenken, wollen wir im folgenden näher betrachten.

Die Qualität der Geräuschempfindungen

Lautstärke/Lautheit*

Die Qualität, die nahezu alle anderen in unserer täglichen Umwelt unterdrückt, ist die Schallintensität, die Lautstärke von Geräuschen – so scheint es jedenfalls.

Doch um unsere Aufmerksamkeit zu erregen, müssen selbst laute Geräusche ein Überraschungsmoment bieten. So ist ein kur-

* Anmerkung: Für interne Geräusche (Ohr- oder Kopfgeräusche) wird im Text der Begriff Lautheit verwendet, für externe (physikalische) Geräusche der Begriff Lautstärke.

zer Auspuffknall einer Fehlzündung besonders wirkungsvoll. Wie sehr wir auch gerade in unsere Tätigkeit versunken sein mögen, werden wir wahrscheinlich doch kurz aufmerken und den Kopf in Richtung des Geräusches wenden.

Geräusche gleichbleibender Lautstärke, die mehr oder minder lang andauern, werden hingegen unsere Aufmerksamkeit nicht in gleicher Weise erregen, sie bieten uns keine hinreichende Überraschung. Bekannte laute Geräusche können deshalb sehr gut toleriert werden.

Viele Menschen verbringen 35 bis 40 Stunden in der Woche an Arbeitsplätzen, an denen sie starker Lärmbelästigung ausgesetzt sind. Die Arbeit in dieser Umgebung wird erträglich, weil die Menschen nicht auf den Lärm achten, nicht hinhören. Das versetzt sie in die Lage, sich auf ihre Arbeit konzentrieren zu können. Erst aktives Hinhören bewirkt, daß die Geräusche lästig werden und ermüdend wirken.

Tinnitusgeräusche variieren in der Lautheit von Person zu Person ganz erheblich. Die Lautheit kann sich ebenfalls von einem Moment auf den anderen verändern. Folgen wir den genannten Argumenten, dann sollte es leichter sein, Geräusche mit konstanter Lautstärke zu ignorieren als jene, die sich häufig ändern. Unter sonst gleichen Bedingungen dauert es aber umso länger, sich an ein Geräusch zu gewöhnen, je lauter es ist.

Manche Menschen mit einem Dauergeräusch wünschen sich wenigstens für ein paar Minuten völlige Stille oder, wie sie es nennen, für einen Moment Frieden. Ich bin überhaupt nicht davon überzeugt, daß dies die benötigte Erholungspause bieten würde.

Ich behaupte, daß ein paar stille Momente hin und wieder es eher erschweren, die Geräusche zu ignorieren. Tatsächlich haben Untersuchungen gezeigt, daß Betroffene mit häufig unterbrochenen Geräuschen sich gleichermaßen belästigt fühlen wie Personen mit Dauergeräuschen.

Mitunter wird eine Veränderung der Qualität Ihrer Geräusche zeitweiligen Streß und Unbehagen bei Ihnen auslösen. Was bisher vertraut war, ist nun wieder neu oder bestürzend fremd. Der Prozeß, durch den Ihr Gehirn die Geräuschempfindung ignoriert, muß abermals in Gang gesetzt werden, was wieder einige Zeit dauern wird. Und wenn es die Lautheit ist, die zunimmt, werden Ihre Geräusche nicht so ohne weiteres durch die Umgebungsgeräusche maskiert, wodurch sich die Zeiträume, in denen Sie die Geräusche bewußter wahrnehmen, noch verlängern.

Statt zunehmender Lautheit könnte auch ein neues Geräusch auftauchen, oder das alte Geräusch seine Tonlage wechseln. Jede Änderung wird eine neue Anpassung erforderlich machen.

Es ist durchaus nicht ungewöhnlich, daß manche Menschen auf bestimmte Geräusche eingestimmt sind, jedes andere Geräusch sie aber stört. Häufig ist das unerwartete Geräusch das stärker störende.

Ein sich neu entwickelndes Geräusch in einem noch nicht betroffenen Ohr wird gewöhnlich besonders gefürchtet, da es meistens als Signal eines sich verschlechternden Zustands gedeutet wird. In diesem Fall hat die Schwierigkeit, die Geräusche zu ignorieren, eher etwas mit der ihnen zugemessenen Bedeutung als mit dem Überraschungseffekt zu tun.

Tonhöhe und andere Qualitäten

Weder die Tonhöhe noch andere Qualitäten des Tinnitus können wirklich erklären, warum manche Personen mehr leiden als andere. Tiefes Rumpeln und hohes Pfeifen kann gleichermaßen schwer zu tolerieren sein. Es scheint alles eine sehr individuelle Angelegenheit zu sein. Das Wort, mit dem Sie Ihren Tinnitus beschreiben, mag dessen unangenehme Qualität hervorheben, doch was Sie vielleicht als ‚Kreischen‘ oder ‚Mahlen‘ empfinden, muß für jemand anderen nicht unbedingt genauso klingen.

Die Bedeutung des Tinnitus

Es scheint sehr einleuchtend zu sein, wenn es heißt, daß Sie solchen Ereignissen Ihre Aufmerksamkeit schenken, die für Sie eine Bedeutung haben. Doch manchmal haben Sie nur so eine Ahnung, daß etwas wichtig ist, ohne recht zu wissen, was es bedeutet, oder ob Sie damit umgehen können. Möglicherweise werden Sie diesem irritierenden Ereignis große Aufmerksamkeit schenken, um es zu ergründen. Wenn Sie dann in der Lage sind, es in einen gewohnten Rahmen einzuordnen, gelingt es gewöhnlich auch, es zu akzeptieren und zu ignorieren. Ein kreischendes Geräusch in der Nacht vergißt man sofort, wenn man weiß, daß es die im Wind schwingende Tür ist und nicht ein Einbrecher, der in das Haus eindringt.

Tinnitus zu akzeptieren, heißt deshalb, seine wahre Bedeutung zu erkennen und alle damit verbundenen wichtigen Fragen zufriedenstellend geklärt zu haben. Danach wird es leichter sein, die Ohrgeräusche zu ignorieren.

Tinnitus ist ein Verwirrspiel

Wenn Sie erstmals Tinnitus bemerken, werden Sie glauben, daß die Geräusche durch die Hausinstallation oder elektrische Geräte oder irgendwelche Fahrzeuge in der Ferne verursacht werden. Früher oder später dämmert es Ihnen, daß die Geräusche in Ihrem Kopf sein müssen, da sie Ihnen überallhin folgen. Ein Besuch beim Arzt wird Ihnen bestätigen: Dieses Geräusch ist Tinnitus. Wenn Ihnen dieser Begriff noch unbekannt ist, wollen Sie sicher mehr darüber erfahren und werden Freunde und Verwandte befragen. Schließlich, nach oftmals zeitaufwendigem und mühevollem Sammeln verschiedener Informationen, können Sie das Geräusch richtig einordnen. Falls Sie dann das Gefühl haben, weiterer Aufwand lohnte nicht, wird das Geräusch auch zunehmend von Ihnen akzeptiert werden.

Tinnitus bleibt solange rätselhaft, solange er mit Ungewißheiten umgeben ist. Manche Menschen glauben, es müsse eine erkennbare Ursache geben, die nur behoben werden muß. Daß sie betroffen sind, erscheint ihnen ungerecht. Daher fragen sie sich: „Warum muß es gerade mich treffen, in meinem Alter, obwohl ich mich immer gesund ernährt habe und mein Leben lang weder geraucht noch getrunken habe?" Manche Patienten finden es unerträglich, daß ihr Arzt nicht in der Lage ist, eine genaue Ursache zu diagnostizieren oder eine passende Behandlung anzubieten. Solange dieser Grad an Unsicherheit nicht akzeptiert werden kann, wird mancher Patient viel Zeit und Mühe aufwenden, um noch eine zweite, dritte und gar vierte Meinung einzuholen. Und er wird nicht aufhören, ständig nach neuen Heilmitteln Ausschau zu halten.

Ich will hier nicht den Eindruck erwecken, daß eine zweite Konsultation keinen Wert hätte. Doch wenn man zwei oder drei angesehene Ohrspezialisten besucht hat und eine ähnliche Auskunft erhielt, sollte man es dabei bewenden lassen. Andernfalls bleibt Tinnitus im Zentrum des Interesses. Leider gibt es hin und wieder auch skrupellose ‚Experten', Quacksalber, die die Hoffnung auf eine wundersame Heilung selbst dort wecken, wo absolut keine zu erwarten ist.

Wer immer in dieser Hoffnung lebt und zu sehr darin bestärkt wird, erschwert sich das Ignorieren der Geräusche, weil er ihnen erhöhte Bedeutung zumißt.

Ein Teil des Verwirrspiels kann in früheren, den Tinnitus begleitenden Ereignissen enthalten sein oder in der Unsicherheit über seine künftige Entwicklung. In beiden Fällen müssen die Unklarheiten beseitigt werden, weil sonst der Tinnitus nicht ignoriert und abgehakt werden kann.

Lassen Sie uns einmal die Vergangenheit und die Zukunftsaussichten separat betrachten.

Bedeutungsvolle Ereignisse der Vergangenheit

Sie haben vielleicht das Gefühl, daß der ‚Anlaß' Ihres Tinnitus eher in ‚menschlicher' als in natürlicher Verursachung zu suchen ist. Wenn Nachlässigkeiten oder Kunstfehler vorliegen, ist es nur natürlich, jemanden dafür verantwortlich machen zu wollen und erbost darüber zu sein. Vielleicht hat ihr Arbeitgeber unverantwortlich gehandelt, indem er Ihnen keinen Gehörschutz zur Verfügung stellte oder den zu hohen Lärmpegel nicht minderte, obgleich es möglich gewesen wäre.

Mitunter werden Ärzte beschuldigt, sorglos oder fehlerhaft bestimmte Medikamente verschrieben oder Eingriffe am Ohr durchgeführt zu haben. Auch Ohrspülungen werden häufig als Ursache von Tinnitus vermutet, doch fällt es schwer, dies nachzuweisen.

Tinnitus in diesen Fällen zu akzeptieren, würde bedeuten, den oftmals berechtigten Anspruch auf Entschädigung aufzugeben. In begründeten Fällen sollte auf dem Rechtsweg ein Ausgleich gesucht werden. Selbst wenn man nicht so weit gehen will, ist es in jedem Fall wichtig, den eigenen Ärger abzubauen. Alle vernünftigen Mittel, um Unrecht gutzumachen, sollten eingesetzt werden. Sich weiter mit dem erlittenen Unrecht zu beschäftigen, führt nur zum Andauern und Verstärken des Tinnitus. Er wird dann ein beständiger Mahner an diese ungeklärte Situation und hält die Geräusche ständig im Brennpunkt der Aufmerksamkeit.

Wenn Sie eine Schadenersatzklage wegen erlittener Schädigung Ihrer Ohren anstrengen, kann es sein, daß sich die Möglichkeit, die Geräusche zu ignorieren, stark mindert. Und so ein Rechtsstreit kann sich einige Jahre hinziehen. In der Zwischenzeit darf Ihr Tinnitus aber nicht nachlassen, denn er ist ja der Beweis für das erlittene Unrecht. Und er muß quälend sein, um den Anspruch zu begründen – und er erfüllt seine Verpflichtung. Ich spreche mich hier nicht gegen die Durchsetzung von Rechtsansprüchen aus, die ohnehin meistens wegen Hörverlust und nicht wegen Tinnitus erfolgen; doch möchte ich meine eigenen bescheidenen Beobachtungen hierzu mit einbringen, um Ihnen eine Möglichkeit zu bieten, zwischen dem Für und Wider eines solchen Schrittes abzuwägen.

Tinnitus ist auch noch auf andere Weise mit Ereignissen der Vergangenheit verknüpft. Die Erinnerung, außergewöhnlich gestreßt gewesen zu sein, vielleicht stärker als jemals zuvor, ist mit den Geräuschen verbunden.

Daß das Auftauchen der Ohrgeräusche einen derartigen Einschnitt in ihr Leben darstellen konnte, war möglicherweise ein schwerer Schlag für Ihre Selbstachtung. Sie sind nicht mehr ‚dieselbe Person'; und die Erfahrung, daß so etwas Unbedeutendes wie ein Geräusch Ihnen das antun konnte, mag Sie wie ein Schock getroffen haben. Aus diesen Gründen kann das Akzeptieren und Tolerieren der Geräusche zu einem langwährenden Prozeß zur Einstellung auf das neue Selbstbild werden.

Bedeutungsvolle Ereignisse der Zukunft

Tinnitus kann zum Vorboten einer unsicheren und unangenehmen Zukunft werden. Die häufigsten Sorgen betreffen die physische und geistige Gesundheit. Vielleicht sorgen Sie sich darüber, daß Sie einen Hirntumor bekommen könnten oder weiter zunehmend ertauben. Vielleicht fürchten Sie, daß Ihr Tinnitus lauter werden wird, oder neue Geräusche auftauchen werden, oder sich der Tinnitus von einem Ohr zum anderen ausbreiten wird. Wenn Sie allen diesen Sorgen nachgeben, ist zu befürchten, daß Ihnen alles zuviel wird, und Sie mit einem Nervenzusammenbruch rechnen müssen. Dies führt schließlich noch zu finanziellen Sorgen, und Sie stellen sich vor, daß Ihre gewohnte Arbeit auch unmöglich wird.

Man kann nicht behaupten, daß diese Sorgen völlig unbegründet sind. Doch erinnere ich meine Klienten immer daran, daß schließlich keiner von uns vor zukünftigen Problemen sicher ist. Gewöhnlich sorgen wir uns jedoch nicht schon um Ereignisse, bevor sie eintreffen, zumal wir sie ohnehin nicht vorhersagen können.

Wie ich bereits früher betonte, ist die Wahrscheinlichkeit gering, daß Ihre Geräusche lauter werden. Gewöhnlich bleiben sie etwa gleich laut. Auch will ich noch einmal wiederholen: Sie dürfen nicht einfach Lautheit und Belästigung gleichsetzen.

Natürlich besteht die Möglichkeit, daß sich ein Ohrenleiden verschlechtert. Ihr Arzt sollte aber wissen, um welche Krankheiten es sich handelt, und in welchem Umfang das auf Sie zutrifft. Nach einer Untersuchung und einigen diagnostischen Tests wird Ihr Arzt in der Lage sein, Ihnen fachlichen Rat zu geben, gewöhnlich auch eine Prognose über den zukünftigen Verlauf, der Sie vielleicht beunruhigt. Wenn Sie Umweltlärm ausgesetzt sind, können Sie sich künftig bei hohem Lärmpegel mit Ohrschützern oder Ohrstöpseln schützen.

Tinnitus birgt als ein chronisches Leiden kein hohes Risiko zur Verschlechterung Ihrer Gesundheit. Der durch ihn ausgelöste Leidensdruck verringert sich mit der Zeit, wodurch der Eindruck einer Verbesserung entsteht. Jedoch verlängert sich die Leidensdauer zweifellos, wenn man sich im voraus ständig Sorgen über seine Gesundheit macht.

Wenn Sie sich Ihrem Leiden so stark ausliefern, daß Sie fürchten, nichts mehr in den Griff zu bekommen, gar in psychiatrischer Obhut zu landen oder Ihre Familie in ihr Unglück mithineinzuziehen, ist es nicht verwunderlich, wenn es Ihnen unmöglich erscheint, Ihre Ohrgeräusche zu ignorieren. Die durch solche Gedanken ausgelösten Ängste haben eine reale Wirkung auf unser Körpergeschehen, was sich durch zahlreiche Symptome ausdrückt.

Die Besorgnis, die Kontrolle zu verlieren, scheint dadurch bestätigt zu werden, und der Teufelskreis beginnt. Durch die Auswirkungen von Schlaflosigkeit kann dies noch verstärkt werden und führt in schweren Fällen zu Erschöpfungszuständen und der Unfähigkeit, den Alltag zu bewältigen.

Bisher gesunde und zufriedene Menschen haben oft die größten Schwierigkeiten, mit den emotionalen Auswirkungen des Tinnitus zurechtzukommen. Auch spielt das Alter eine wichtige Rolle. Ein älterer Mensch wird eine gesundheitliche Einschränkung für normal halten und dankbar dafür sein, daß es nichts „Ernsteres“ ist. Junge Menschen aber fühlen sich durch Tinnitus stärker vom Schicksal betrogen. (Es sei denn, sie hätten die Geräusche schon so lange sie sich erinnern können und betrachten sie als normal.)

Tinnitus bedeutet einen Zustand hoher emotionaler Belastung. Da ich jedoch viele Menschen diesen Zustand überwinden sah, kann ich allen, die erst seit kurzem damit konfrontiert sind, versichern, daß sie sich mit der Zeit zunehmend besser fühlen werden.

Ich spreche hier von der Bedeutung des Tinnitus und seinem bisherigen, aktuellen und künftigen Einfluß, der entscheidend dazu beiträgt, die Aufmerksamkeit auf die Geräusche zu erhalten.

Um diese Bedeutsamkeit zu mindern, werden kognitive Techniken angewandt, mit denen die Bedeutung des Tinnitus untersucht und diskutiert wird. Im 8. Kapitel wird dies erläutert.

Persönliche Faktoren und Aufmerksamkeit

Bisher habe ich die allgemeinen Gründe beschrieben, die die Aufmerksamkeit auf die Geräusche aufrechterhalten. Zusätzlich müssen wir aber überlegen, ob der kritische Faktor nicht bei Ihnen selbst, Ihren Lebensumständen, Ihren Stimmungen oder Ihren persönlichen Problemen zu suchen ist. Ich stellte fest, daß manche Menschen, die unter Tinnitus leiden, ohne Zweifel durch eine Beratung profitieren, die über den Tinnitus hinausgehende Probleme aufdeckt. Es wird allgemein vermutet, daß die vorausgehende psychische Verfassung eine große Rolle spielt. Wenn Tinnitus sich entwickelt, während Sie deprimiert sind oder unter Streß stehen, dann sind die Geräusche schwerer zu ertragen.

Tinnitus wird in einigen psychiatrischen Fachbüchern sogar als Angstsymptom beschrieben, wahrscheinlich, weil Verunsicherung und Verängstigung durch Geräusche oft zusammen auftreten.

Meiner Meinung nach verursachen weder Ängste noch andere Stimmungslagen Tinnitus. Ich glaube, die Beziehung zwischen Tinnitus und Angst entsteht durch die Neigung ängstlicher oder depressiver Menschen, sich eher Sorgen und negative Gedanken über Tinnitus zu machen. Sie sind auch leichter beunruhigt und verzweifelt.

Einige meiner Klienten geben zu, sich immer um irgendetwas Sorgen zu machen. Es ist für sie keineswegs unnormal oder außergewöhnlich, wegen Tinnitus besorgt zu sein. Sie können jedoch nicht verstehen, daß diese Erkenntnis es ihnen nicht erleichtert, ihre Besorgtheit zu überwinden. Wenn sie aber aufhören würden, sich wegen Tinnitus Sorgen zu machen, käme mit Sicherheit ein anderes Problem zum Vorschein.

Ich habe immer wieder festgestellt, daß ein Gespräch über Probleme, die mit dem Tinnitus scheinbar nichts zu tun haben, oftmals ein erster wichtiger Schritt für den Klienten ist, sich auf seine sonstigen Probleme zu besinnen. Indem auf diese Weise die Bedeutung des Tinnitus relativiert wird, entwickelt sich auch die Toleranz gegenüber den Geräuschen besser. *Der Beginn von Tinnitus zwingt manchen, sein bisheriges Leben zu überprüfen.* Schwelende Unzufriedenheit muß aufgearbeitet werden. Ist sie erfolgreich beseitigt, kann sich das geistig-seelische Wohlbefinden trotz des Tinnitus verbessern.

Es gibt manche Menschen, die ihre Besonderheit darin sehen, ein medizinisches und möglichst unheilbares Leiden zu haben, woraus sie ihre Befriedigung beziehen. Tinnitus ist dazu nicht geeignet. Da er unsichtbar ist, wird er kaum viel Anteilnahme erwecken. Trotzdem vermute ich, daß Tinnitus gelegentlich auch diesem Zweck dienen muß, und daß die Klage ihre eigene Belohnung beinhaltet.

Obgleich es ein nicht leicht zu akzeptierender Vorschlag ist, rate ich Klienten, einmal sorgfältig darüber nachzudenken, wie ihr Tinnitus die Familienmitglieder beeinflußt. Ich rate den Klienten weiter, statt ständig mit anderen über das eigene Befinden zu sprechen, lieber nach neuen Lösungen zu suchen, um mit der Situation fertig zu werden. Aufmerksame Anteilnahme wirkt schließlich als Bestätigung der Krankheit. Ein bedeutender Schritt zur Besserung ist, sich selbst als ‚gesund' zu betrachten und nach dieser Devise zu handeln.

Tinnitus ist nicht akzeptierbar!

Sie mögen jetzt vielleicht sagen: „Das ist ja nun wirklich eine glänzende Hilfe, zu erfahren, daß die Geräusche nicht behandelt werden können, und ich sie akzeptieren muß. – Wie soll das mit mir weitergehen? – Ich kann nicht arbeiten, ich kann mich nicht entspannen, und ich kann nicht schlafen. – Wenn ich auch weiß, daß keine Ursache für meinen Tinnitus gefunden werden kann, und ich dies akzeptiere, so kann ich trotzdem nicht aufhören, mir Sorgen darüber zu machen!"

Bestimmt kommt irgendwann eine Situation, in der Sie verzweifelt Hilfe erhoffen. Für Sie scheint dann die einzig mögliche Hilfe darin zu bestehen zu erfahren, wie Sie die Geräusche loswerden.

Alles, was ich an dieser Stelle dazu sagen kann, ist:

1. **Sie sind wahrscheinlich im Irrtum, wenn Sie glauben, alle Ihre Probleme dem Tinnitus anlasten zu können.**
2. **Tinnitus mag unbeeinflußbar sein, doch Ihre Reaktionen auf den Tinnitus und vielleicht auch andere Streßursachen lassen sich beeinflussen.**
3. **Ihre Befürchtungen und Sorgen könnten unbegründet sein und durch ein Beratungsgespräch beseitigt werden.**
4. **Andere Menschen haben die gleichen Schwierigkeiten wie Sie gehabt, und sie haben sie überwunden – warum nicht auch Sie?**
5. **Die Mehrheit der Menschen, die Kopfgeräusche haben, kommt mit dieser Situation zurecht.**

In manchen Fällen können die Behinderungen, die mit Tinnitus einhergehen, Ihre Berufsausübung gefährden. Vielleicht haben Sie Schwierigkeiten bei Sitzungen oder geselligen Veranstaltungen, wenn viele Leute gleichzeitig reden. Besonders problematisch kann Tinnitus dann werden, wenn gutes Hören für Ihren Beruf wichtig ist, wie dies bei Musikern, Sängern, Toningenieuren und Lehrern der Fall ist.

Ich will diese Probleme nicht unterbewerten, doch sind die Einflüsse nicht ganz so groß, wie sie auf den ersten Blick erscheinen. Um abzuklären, welcher Anteil des Problems auf Tinnitus und welcher auf eine Hörminderung zurückzuführen ist, benötigt man jedoch ein audiologisches Gutachten.

Mit einiger Findigkeit können auch Strategien entwickelt werden, die die Tinnitus-Auswirkungen auf Ihre Arbeit mindern können. Die Hauptsache ist, Ihre Fähigkeit, die Geräusche zu ignorieren, entwickelt sich mit der Zeit weiter. Bleiben Sie jedoch weiterhin gestreßt, wird es Ihnen unmöglich sein zu erkennen, wie weit Sie diese Fähigkeit entwickeln können.

Es sollte für Sie nicht nur eine einzige Lösungsmöglichkeit geben, die darin besteht, die Geräusche auf jeden Fall loszuwerden oder möglicherweise den eigenen Beruf aufzugeben.

7. Hilfe suchen

Auf der Suche nach Hilfe wird Sie Ihr erster Gang sicherlich zu Ihrem Hausarzt führen und von dort zu einem HNO-Arzt. Man wird Sie weiter überweisen oder Ihnen zumindest Rat und Informationen geben. Leider besteht nahezu überall auf der Welt eine räumliche wie ausbildungsmäßige Trennung der Experten, die sich mit Ihrem *medizinischen* Symptom beschäftigen, von den Experten, die sich mit dessen *psychologischen* Wirkungen beschäftigen.

Wie Ihr Arzt darauf reagieren wird, wenn Sie von Ihren medizinischen Symptomen abschweifen und darauf zu sprechen kommen, wie diese Ihnen zu schaffen machen und wie Ihnen dabei zumute ist, wird von verschiedenen Faktoren abhängen. Manche Ärzte, je nach Persönlichkeit oder Ausbildung, werden Verständnis zeigen. Es gibt aber auch Ärzte, die wenig über Tinnitus wissen und sich wenig Zeit für die Konsultation nehmen. Je nach Lage der Dinge werden Sie sich folglich gut, erleichtert oder enttäuscht fühlen. Allerdings traf ich nur vereinzelt Patienten, die sich deutlich abgewiesen fühlten.

In diesem frühen Stadium, mit den Geräuschen als neuer Erfahrung und der Unsicherheit über deren Bedeutung und Konsequenz, sind Sie typischerweise sehr aufnahmebereit für Informationen, aber auch sehr leicht verletzbar.

Es ist vielleicht gut, sich einmal in die Rolle des Arztes zu versetzen und die Situation aus seiner Sicht zu betrachten.

Die Rolle des Arztes

Sicherlich wollen Sie von Ihrem Hausarzt oder dem HNO-Arzt wissen, welche mögliche Ursache der Tinnitus hat, und ob sie behandelt werden kann, oder ob die Geräusche unterdrückt werden können und ob Ihnen ganz allgemein geholfen werden kann, sich besser zu fühlen.

Ihr Arzt wird Ihnen helfen, indem er Ihre Geräusche ernst nimmt, und Sie sollten darauf vertrauen, daß es bestimmt jemanden gibt, der das Problem versteht.

Eine gründliche medizinische Untersuchung sollte Ihre Befürchtungen über mögliche Ursachen des Tinnitus in die richtigen Bahnen lenken. Nach der Befragung zur Situation, den audiologischen Untersuchungen und dem Tinnitus-Vergleichstest sollte Ihr Arzt Ihnen bestätigen, daß Ihr Tinnitus tatsächlich existiert. Diese Bestätigung ist dann von besonderer Bedeutung, wenn Sie fälschlicherweise annehmen, Ihre Geräusche könnten ein Symptom für eine schwere psychische Erkrankung sein. Es ist auch möglich, daß Sie die Geräusche als Tonfolgen oder Melodien hören; das ist gar nicht so ungewöhnlich und keinesfalls ein Anzeichen für Schizophrenie oder eine andere psychiatrische Diagnose.

Über die Lautheit des Tinnitus, den Grad eines eventuellen Hörverlustes und die Verbesserung oder Verschlechterung, die sich durch die Umwelt- und Maskierungsgeräusche ergeben kann, kann der HNO-Arzt Angaben machen. Ihr Arzt sollte Ihre unbegründeten Befürchtungen, die Sie wegen der Geräusche haben, richtigstellen – vorausgesetzt, er hat sich genügend Zeit dafür genommen, sie aufzuspüren.

Ich kenne einen renommierten HNO-Arzt, der vorschlägt, folgende Frage an den Patienten zu richten und dabei seine Reaktionen zu beobachten: „Was würden Sie sagen, wenn sich bei Ihnen eine schwerwiegende Erkrankung herausgestellt hat?“ Dies scheint eine recht derbe Methode zu sein. Viele Patienten scheuen sich nämlich, ihre Befürchtungen dem Arzt gegenüber zuzugeben, weil sie glauben, sich dadurch lächerlich zu machen. Viele glauben auch, daß sie dem Arzt damit eine Diagnose anbieten, wenn sie ihre Besorgnis über eine mögliche schwere Erkrankung ausdrücken. Andere Patienten begrenzen ihre Gesprächsbereitschaft strikt auf objektive Informationen aus Furcht, sie könnten für einen Neurotiker gehalten werden.

Ein guter Arzt wird solche Hinweise nutzen, um einfühlsam auf Ihre (vielleicht unausgesprochenen) Befürchtungen einzugehen. Er sollte es aufmerksam registrieren, wenn z.B. ein Patient auf eine Diagnose ausweichend reagiert oder von einer guten Nachricht nicht überzeugt zu sein scheint. Darin nämlich drückt sich aus, daß der Patient wahrscheinlich weiterhin glauben wird, daß mit ihm etwas ernstlich nicht in Ordnung ist.

Sicherlich haben Sie spezielle Fragen zum weiteren Verlauf: Wie wird der Tinnitus jemals weggehen, und was kann zur Vorbeugung gegen eine Verschlechterung dieser Krankheit oder des Symptoms getan werden? Hier nun ist es die – wirklich nicht leichte – Aufgabe des Arztes, Sie weder unnötig zu beunruhigen, indem er zu sehr auf die Symptome eingeht, noch Sie wie einen Dummkopf zu behandeln, der nicht fähig ist, irgendetwas über das Wesen und die Behandlung von Tinnitus zu begreifen. Sie wollen auch nicht den Eindruck gewinnen, daß Ihnen wichtige medizinische Tatsachen vorenthalten werden. Sieht man dem wahrscheinlichsten Ergebnis, daß Tinnitus nicht vergehen wird, entgegen, führt das auf lange Sicht gesehen zu einer geringeren seelischen Belastung, als wenn man über diese wichtige Frage im Ungewissen ist. Glücklicherweise wird der Tinnitus im Verlauf der Zeit, jedenfalls in der Mehrheit der Fälle, nicht lauter, was Ihnen ein kleiner Trost sein mag.

Ärzte können zwar nicht mit Sicherheit den Verlauf jeder Erkrankung vorhersagen, doch sollten sie fähig sein, Ihnen eine fachlich fundierte Einschätzung der Möglichkeiten zu geben. Nun kann aber einem Arzt das Eingeständnis, Ihnen keine medizinische Behandlung anbieten zu können, wie ein Eingeständnis seiner Niederlage vorkommen, weshalb er Sie zu weiteren Untersuchungen schicken wird. Oder Ihnen werden die unterschiedlichsten Medikamente verordnet, nur weil Ihr Arzt Sie in diesem Zustand einfach nicht wegschicken mag. Aber, wie wir später noch sehen werden, die Alternative zu der Bemerkung, „es gibt keine entsprechende medizinische Behandlung für Tinnitus", muß noch lange nicht heißen: „Sie müssen eben damit leben".

Tatsache ist, daß es nicht nur Tinnitus ist, mit dem Sie leben. Aus diesem Grunde ist ein Therapiegespräch angebracht.

Um dies zu verdeutlichen, will ich betonen, daß jede Krankheit aus zwei Komponenten besteht.

Die *erste* Komponente ist ein mangelhaft funktionierendes oder *defektes System*, was sich in körperlichen Mißempfindungen äußern kann. Tinnitus ist ein Paradebeispiel dafür, was ein in Unordnung geratenes System erzeugen kann. Schmerzen sind ebenfalls das Ergebnis von bestimmten Fehlfunktionen oder Schäden.

Die *zweite* Komponente der Krankheit ist die *Reaktion* des Betroffenen auf die körperlichen Empfindungen (oder Symptome). Schmerzen äußern sich durch lautes Schreien, sich ins Bett zurückziehen, stilles Leiden oder den Versuch, sie zu ignorieren. Diese psychischen Reaktionen auf die Krankheit sind damit zugänglich und veränderbar und insofern Gegenstand des Therapiegespräches.

Manche Tinnituspatienten fordern von ihrem Arzt energisch eine medizinische Behandlung. Nichts anderes als die völlige Beseitigung der Geräusche scheint sie zufriedenzustellen. Diese Einstellung versetzt den Arzt in eine mißliche Lage. Einerseits gibt es immer irgendwelche neuen Untersuchungsmethoden und neue Medikamente, mit denen man experimentieren könnte. Andererseits verbietet sich das, wenn der Wunsch des Patienten nach medizinischer Behandlung unrealistisch ist. Eine solche Botschaft wird jedoch bei diesem Patienten auf taube Ohren stoßen.

Ein Arzt könnte auch die Rolle der psychischen und der Streßfaktoren erklären und darauf hinweisen, daß Medikamente oder Maskierung die Auswirkungen des Tinnitus mildern können. Wenn aber der Patient diese Maßnahmen als ungenügend betrachtet, kann der Arzt kaum mehr machen, als ihm weitere Unterstützung anzubieten oder schlicht die Behandlung einzustellen. Einem Patienten mit dieser Einstellung wird der Arzt möglicherweise weitere Termine anbieten, hoffend, daß sich entweder das Problem bessert oder daß sich die Erwartungen des Patienten hinsichtlich der Behandlung ändern werden.

Jemand, der eine Heilung anstrebt, wird sicherlich auch die vielen Arten der Alternativen Medizin, die heutzutage angeboten werden, erkunden, wie z.B. Akupunktur oder Pflanzenheilkunde. Mein Kommentar hierzu fällt allerdings ganz deutlich aus: Ich kenne keinen Zweig der Alternativmedizin, der erwiesenermaßen behaupten kann, er habe Erfolg bei der *Beseitigung* von Tinnitus. Jedoch kann manchmal auf diese Weise eine Erleichterung der Beschwerden erreicht werden.

Psychologische Beratung und Therapie

Weil im Gesundheitswesen eine strenge Trennung zwischen dem physischen und dem psychischen Bereich gemacht wird, scheint eine Überweisung zu einem Experten für die ‚Seele' eine schwere, möglicherweise eine mit negativen Erwartungen verbundene Entscheidung zu sein. Ich schätze es sehr, in einer Klinik zu arbeiten, in der neben den Medizinern auch andere professionelle Gruppen arbeiten. Doch dies ist nicht der Regelfall, besonders was die psychologische Beratung betrifft.

Die durch Tinnitus verursachte mentale Notlage ist keineswegs mysteriös oder der Ausbruch dunkler unterbewußter Triebe. Sollten Sie zu einem (Psycho-)Therapeuten überwiesen worden sein, der wenig über Tinnitus weiß und versucht, dessen tiefere Bedeutung zu interpretieren, dürfen Sie berechtigt vermuten, daß er nicht das ist, was Sie suchen. Einige Therapeuten dieser Art habe ich schon kennengelernt, doch sind sie glücklicherweise die Ausnahme.

Was hingegen benötigt wird – und leider selten ist –, ist ein Therapeut, der die Tinnitusproblematik kennt und sofort weiß, wovon Sie sprechen. Ein ausgebildeter Psychotherapeut oder Berater benötigt nichts dringender als eine allgemeine Kenntnis über Tinnitus und dessen Auswirkungen. Dies halte ich für wichtig, weil ich bei der Beratung oftmals feststellen muß, daß mein

Klient die medizinischen Fakten, die ihm vom Arzt bereits mitgeteilt wurden, noch nicht völlig verdaut hat. Aus diesem Grunde müssen ihm gewöhnlich noch zusätzliche Informationen gegeben werden.

Eine Broschüre mit allgemeinen Grundlagen und einer Erklärung der Grundprinzipien für das psychologische Vorgehen ist hierbei hilfreich.

Bei der Abklärung, die ich routinemäßig vor einem Therapieangebot mache, bedenke ich die folgenden drei Fragen:

- Sind weitere Beratungsgespräche wirklich notwendig?
- Hat mein Klient ein angemessenes Verständnis für die Ursachen seiner mißlichen Lage und die dabei verwendeten ‚Etiketten'?
- Ist Tinnitus wirklich das Hauptproblem?

Jede dieser Fragen möchte ich nun im folgenden besprechen.

„Nicht darum kümmern"

Beratungsgespräche sind eine Form, dem Tinnitus Aufmerksamkeit zu schenken. Tinnitus zu diskutieren und ihn für ein wichtiges Problem zu halten, kann ihn ‚bemerkbarer' machen. Tinnitus wochenlang mit Hilfe eines Tagebuches zu betrachten, ist auch nicht immer förderlich. Mir fiel in diesem Zusammenhang auf, daß einige Klienten sich schon tagelang vor einem erneuten Gespräch mit mir durch ihre Geräusche stärker belästigt fühlten. Aus diesen Gründen und bei Anzeichen einer sich entwickelnden Toleranz gebe ich oftmals den Rat, „sich einfach mal nicht drum kümmern". Dies ist eine gute Entscheidung, zu der viele meiner Gesprächspartner von selbst kommen, besonders wenn sich ihre Befürchtungen auflösen. Die Belastung durch Tinnitus kann sich möglicherweise aus sich selbst heraus mindern, was später überprüft werden kann.

„Sich selbst etikettieren oder etikettiert werden“

Oft betrachten sich die Klienten als die Verursacher von ganz offensichtlich zufälligen Ereignissen, selbst wenn nicht ohne weiteres erkennbar ist, wie sie daran beteiligt gewesen sein könnten. Das führt zu Selbstbeschuldigung, Selbstvorwürfen und zu abwertender Selbstklassifizierung, zur Etikettierung. Tinnitus trifft Sie ‚zufällig‘, und doch werden Sie sich irgendwie dafür verantwortlich fühlen und auch schuldig, damit nicht so fertig zu werden, ‚wie Sie sollten‘. Sie haben keinen Grund, sich auf diese Weise schuldig zu fühlen. Es sei denn, Sie haben sich freiwillig und bedenkenlos starkem Lärm ausgesetzt oder Sie haben große Mengen Aspirin konsumiert, obwohl Sie wußten, daß Ihre Ohrgeräusche dadurch lauter werden. In dem Moment, als die Schädigung Ihrer Ohren eintrat, waren Sie sich vermutlich dieser Möglichkeit nicht bewußt, also gibt es auch keinen Grund zu glauben, Sie hätten die Folgen selbst verschuldet. Wenn man gelegentlich hört, daß jemandem von einem ‚Psychotherapeuten‘ gesagt wurde, er sei selbst schuld an seinen Geräuschen, oder die Geräusche seien die Folge ‚aufgestauter Wut‘, dann kann einen das schon mal aus der Fassung bringen.

Vielleicht ist es richtiger ausgedrückt, wenn man sagt, daß Sie für die emotionalen Auswirkungen des Tinnitus mitverantwortlich sind.

Wenn Sie die Verantwortung für diesen Anteil übernehmen, heißt das aber nicht, gleich alle Arten von Etiketten, wie ‚weich‘, ‚neurotisch‘ oder ‚hysterisch‘ zu übernehmen. Eine Neigung, sich selbst mit solchen Attributen (Etiketten) zu versehen, ist verständlich. Familienmitglieder oder Ärzte mögen diese Idee noch verstärkt haben. Vielleicht weil Tinnitus unsichtbar und scheinbar harmlos ist, überrascht es nicht, daß man leicht auf negative Weise etikettiert wird oder das auch selbst tut.

Ich möchte hier nochmals betonen: *Es ist ganz normal, daß Geräusche Streß erzeugen.* Jeder, der schon unter externen Geräuschen gelitten hat, kann das nachvollziehen.

„Tinnitus nicht als Hauptproblem betrachten“

Tinnitus könnte ein bequemer Prügelknabe für alle Ihre Probleme werden: Stellt er doch bereits selbst ein offensichtliches Problem dar. Doch man kann Tinnitus nicht für alles Unangenehme verantwortlich machen. Natürlich ist Tinnitus eine sehr unangenehme Sache, doch viele Leute haben auch noch andere Probleme wie Frustrationen, Enttäuschungen oder gar Depressionen. Die Ursachen dafür herauszufinden, ist sicher schwierig, und daher kann Tinnitus als bequeme Erklärung dienen.

Tinnitus kann aber auf vielfache Weise zusammen mit anderen Problemen auftreten. Im einfachsten Fall handelt es sich nur um eine zusätzliche Besorgnis, vielleicht aber gerade um jene, die den Ausschlag gibt und Sie glauben läßt, nicht mehr zurechtzukommen.

In anderen Fällen gibt es einen Schneeballeffekt. Tinnitus vergrößert dann einige Probleme, die vorher auch schon bestanden haben, oder er erscheint infolge bereits bestehender Umstände viel bedeutender.

Hierzu einige Beispiele: Der Vorgang, auf die Geräusche zu achten, wird bekanntlich durch Ihre jeweilige Stimmung beeinflußt. Bei schlechter Laune sind Sie anfälliger, und melancholische Gedanken können aufkommen.

Auch wenn Sie aus anderen Gründen bereits deprimiert oder besorgt sind, wird es viel schwerer, von den Geräuschen abzuschalten. Tinnitus macht Sie gereizt, Ihre Stimmung sinkt, und Ihre sorgenvollen und deprimierenden Gedanken darüber nehmen zu. So beginnt ein Teufelskreis.

Ein weiteres Beispiel: Vielleicht hat der Beginn des Tinnitus besondere Bedeutung für Sie, weil ein Verwandter von Ihnen dasselbe Problem hatte, das später zur Taubheit führte. Natürlich werden Sie sich fragen, ob das vielleicht auch auf Sie zukommen wird.

Unter solchen Gegebenheiten kann es sinnvoll sein, ein Problem, das scheinbar mit Tinnitus nichts zu tun hat, in einem Beratungsgespräch zu behandeln. Das Ergebnis dieser raffinierten Methode stellt sich aber nicht unmittelbar ein.

Wenn jedoch diese anderen Probleme erst einmal erfolgreich behandelt worden sind, werden Sie insgesamt zuversichtlicher werden, und Ihre Geräusche können erheblich an Bedeutung verlieren.

Abschließende Bemerkungen

In den nachfolgenden Kapiteln werde ich therapeutische Techniken beschreiben. Deshalb hier noch einige abschließende Bemerkungen zum Thema ‚Hilfe suchen'.

Wenn Sie von sich glauben, mit Streß gut fertig werden zu können, bedenken Sie, daß Tinnitus anders als die meisten anderen Probleme ist. Sie können fast nichts aktiv und direkt dagegen tun. Bei externer Lärmbelästigung wird eine deutliche und richtig eingeleitete Beschwerde wahrscheinlich zur Beseitigung der Störquelle führen. Doch bei interner Lärmbelästigung hat Wut eher die gegenteilige Wirkung. Sie können schließlich niemanden anrufen und zu sich bitten, damit er sie von Ihrem Leiden befreit. Als ein aktiver, zupackender Typ werden Sie sicher auch den örtlichen Tinnitus-Experten ausfindig machen, doch werden Sie wohl seinen Rat nicht besonders schätzen, wenn er Ihnen sagt, Sie sollten Ihr Tempo drosseln und lernen, sich zu entspannen. Einfach ausgedrückt heißt das, daß es im Umgang mit Streß wichtig ist, anpassungsfähig zu sein und nicht anzunehmen, Tinnitus sei eben nur ein Problem wie alle anderen.

Ich habe drei wesentliche psychologische Strategien anzubieten. Die erste wurde gerade erwähnt – das Behandeln von Problemen, die nur indirekt mit Tinnitus zu tun haben.

Die zweite ist das Aufgeben von Haltungen und Denkmustern, die die Akzeptanz von Tinnitus und damit auch die natürliche Entwicklung der Toleranz verhindern. Hier ist das Einsatzgebiet für die Methoden der kognitiven Therapie.

Die dritte Strategie ist, Ihre emotionalen Reaktionen auf Stressoren, einschließlich Ihrer Geräusche, unter Kontrolle zu bringen, damit Sie lernen, nicht emotional darauf zu reagieren, wenn die Geräusche lästig sind.

Der erste Schritt in diese Richtung ist, die streßauslösenden Faktoren in Ihrem Leben ausfindig zu machen. Hierbei kann Ihnen das Tinnitus-Tagebuch nützlich sein. Zur Streßminderung selbst werden Entspannungstechniken und andere Methoden angewandt.

Beratung und Therapie, wie ich sie hier beschreibe, werden Sie nicht überall vorfinden. Natürlich gibt es eine Menge ausgebildeter Therapeuten, doch schrecken manche vor Tinnitus zurück, weil sie glauben, dies bedürfe besonderer Ausbildung. Es ist zwar etwas Wahres daran, doch das Wissens- oder Ausbildungsdefizit läßt sich mit der richtigen Lektüre und quasi durch einen Sprung ins kalte Wasser, indem man sich ganz einfach mit ein paar Tinnitusklienten beschäftigt, leicht beheben.

Beratungsgespräche und Entspannungsübungen werden in England häufig von Tinnitus-Kliniken angeboten. Neben Ärzten arbeiten dort auch Spezialisten und Techniker der Audiologie sowie Hörtherapeuten und manchmal Laienberater, mit denen Sie über Ihre Schwierigkeiten reden können. Außer den Kliniken gibt es sicherlich auch an Ihrem Wohnort Klinische Psychologen, zu denen Sie überwiesen werden können.

Entspannungs-, Meditations- und Yogakurse finden Sie im Angebot der Volkshochschulen und Gemeindezentren. Vielleicht stellt sich heraus, daß bereits die Teilnahme an einem dieser Kurse oder der Besuch einer Tinnitus-Selbsthilfegruppe (siehe Kap. 11) Ihren Bedürfnissen gerecht wird.

8. Techniken aus der Kognitiven Therapie

In den Kapiteln 5 und 6 versuchte ich, Ihnen die Zusammenhänge aufzuzeigen, die zwischen Ihrer Einstellung zu den Geräuschen und der Aufmerksamkeit, die Sie ihnen schenken, bestehen. Vielleicht fanden Sie die Argumente überzeugend und haben dennoch Schwierigkeiten, Akzeptanz zu „praktizieren", weil Sie sich bereits gefühlsmäßig eine Meinung über Tinnitus gebildet haben, die Sie für richtig halten und die insofern nur schwer zu ändern ist.

In diesem Kapitel möchte ich nun ergründen, welcher Art diese Ansichten sein könnten (wahrscheinlich sind Sie sich ihrer nicht bewußt), und wie Ihnen geholfen werden kann, sie zu ändern, falls Sie dazu bereit sind.

Bei jeder Therapie ist es grundlegend wichtig, bereit zu sein, *sich überzeugen zu lassen*. Sollten Sie jedoch an Ihren Ansichten unverrückbar festhalten, dann kann auch keine meiner vorgeschlagenen Methoden diese erschüttern. Sind Sie zum Beispiel der strikten Meinung, daß die einzig annehmbare Lösung nur die vollständige Beseitigung der Geräusche ist, dann werden Sie von dem Folgenden wohl kaum zu überzeugen sein. Auch ein Therapeut kann nur dann mit Erfolg rechnen, wenn Sie offen für alternative Betrachtungsweisen sind.

Ich hoffe, ich treffe bei ihnen auf bestimmte Ansichten, die Sie sich gern ausreden lassen, schon einfach deshalb, weil deren Aufgabe Ihr Leid mindern würde. Das sind solche Ideen wie: „Tinnitus bedeutet, ich muß meine Arbeit aufgeben" oder „Tinnitus bedeutet, ich werde mein Leben niemals mehr genießen können" und ich glaube, daß sich viele Menschen gern von diesen Ansichten trennen würden, wenn sie könnten.

Zwei Arten von Ideen sollten von Ihnen neu bedacht werden. Erstens die Vorstellungen über die *Ursachen* von Tinnitus, wie er Sie beeinträchtigen könnte, und was im Endergebnis daraus wird. Zweitens die Ansichten über zu treffende *Maßnahmen* gegen Tinnitus – sei es eine Ernährungsumstellung, seien es Entspannungsübungen oder die Teilnahme an einer Selbsthilfegruppe. Ansichten darüber, was Tinnitus ist oder für Sie bedeutet, und Ansichten über die besten Gegenmaßnahmen haben zwar etwas miteinander zu tun, gehören aber nicht zwangsläufig zusammen.

Zunächst einmal beschäftigt mich, was Tinnitus für Sie bedeutet.

Ich sagte schon im Kapitel 6: Jede Einstellung, die dem Tinnitus Bedeutung gibt, verlangsamt möglicherweise die natürliche Entwicklung der Toleranz. Wir widmen unsere Aufmerksamkeit nämlich solchen Empfindungen, die für uns eine bestimmte Bedeutung haben. Hingegen entziehen wir unsere Aufmerksamkeit den Empfindungen, die sich wiederholen und keinen Bedeutungsinhalt haben, anders formuliert: wir ignorieren sie.

Die kognitiven Therapie-Techniken, die ich in diesem Kapitel beschreibe, haben einen doppelten Zweck. Der erste ist, Ihnen zu helfen, den Tinnitusgeräuschen keinerlei Beachtung zu schenken, weil sie erkanntermaßen vertraut und ohne Bedeutung sind. Wenn Sie Tinnitus vollkommen ignorieren können, könnten auch die Geräusche für Sie nicht existieren. Dies ist der Idealzustand. Das Ziel meiner psychologischen Bemühungen ist nun, Sie auf diesen Weg zu bringen, und zwar so weit wie irgend möglich. Der zweite Zweck ist, Ihnen zu helfen, weniger vom Tinnitus geplagt zu sein, selbst wenn Sie die Geräusche hören.

Die Methoden, die sich als besonders geeignet erwiesen haben, um Einstellungen zu verändern, basieren auf der kognitiven Therapie von Aaron Beck und Albert Ellis, die sie in USA entwickelten. In diesem Kapitel gebe ich Ihnen zunächst einen ersten Eindruck davon, ohne dabei die Erwartung zu hegen, daß Sie schon die Fähigkeit entwickeln, diese Techniken bei sich anzuwenden. Kognitive Therapietechniken enthalten ein gutes Maß an Selbsthilfemöglichkeiten, doch zur gründlichen Anwendung wird fraglos ein erfahrener Therapeut nötig sein. Da diese Techniken vielen Lesern unbekannt sein mögen, werde ich hier also etwas ausführlicher darauf eingehen. Am Schluß des Buches sind für den, der sich weiter damit beschäftigen will, noch Selbsthilfe-Bücher zum Thema aufgeführt.

Grundsätze der Kognitiven Therapie

Der erste Grundsatz der kognitiven Therapie heißt:

Gedanken lösen Gefühle aus.

Mit Gedanken meine ich das, was Sie sich selbst sagen: Ihre Vorstellungen, Meinungen, Überzeugungen, Ideologien, Denkweisen und so weiter – alles, was Sie so über die Welt denken und wissen. Auch wenn es so scheint, als würden Sie Ihre Gefühle nicht beeinflussen können oder als würden Sie von Ihren Gefühlen beherrscht, liegt in Wahrheit Ihren Gefühlen eine bestimmte Denkweise zugrunde. Der Denkprozeß mag so gewohnt sein, so automatisch ablaufen, daß Sie ihn überhaupt nicht mehr bemerken. Des Therapeuten erste Aufgabe ist deshalb, die diesen Gefühlen zugrunde liegenden Gedanken dem Klienten aufzuzeigen.

Während Sie dies hier lesen, fühlen Sie sich vielleicht mutlos (Gedanke: *Dies klingt zu einfach, das wird bei mir nicht wirken.*) oder ängstlich (Gedanke: *Das klingt viel zu kompliziert, das kapiere ich nicht.*) oder aber etwas aufgemuntert (Gedanke: *Vielleicht ist es ein Weg, wenigstens die Wirkung der Geräusche zu mildern.*). Herauszufinden, was Sie über Tinnitus denken, braucht zugegeben seine Zeit und macht viel Mühe, und genau dort muß die fundierte Arbeit eines Therapeuten für kognitive Therapie ansetzen.

Wenn erst einmal die automatischen Gedanken identifiziert worden sind, kann im nächsten Schritt über sie gesprochen werden. Danach, im dritten Schritt, sind sie durch eine positivere und konstruktive Denkweise zu ersetzen. Die Methode des Disputierens soll aufzeigen, daß die Gedanken auf falschen Annahmen beruhen. Manche Gedanken sind nur unlogisch, andere hingegen folgen Auswahlkriterien der Erfahrung.

Manche Gedanken scheinen sachlich richtig zu sein, doch bei näherer Betrachtung zeigt sich, daß Gefühle als Tatsachen angenommen wurden. Zum Beispiel: Tinnitus kann störend sein und die geistige Konzentration beeinflussen. Dies ist eine Tatsache. Wie schlimm Sie jedoch den Mangel an Konzentration empfinden, ist abhängig davon, wie wichtig es für Sie ist, sich zu einer bestimmten Zeit zu konzentrieren, und ob Sie glauben, daß andere diesen Mangel bemerkt haben. Tatsächlich wird es wohl nicht so wichtig sein, daß Sie sich jederzeit gut konzentrieren können, und die anderen haben wahrscheinlich Ihren Konzentrationsmangel überhaupt nicht bemerkt. Des weiteren, auch wenn ich bestätigte, daß Tinnitus die Konzentration beeinflussen kann, ist es nicht wahr, daß alle Fehlleistungen geistiger Konzentration auf Tinnitus zurückzuführen sind. So könnte es sein, daß Sie Tinnitus irrtümlich die Schuld geben, wenn in Wahrheit Ihre mangelhafte Konzentration auf Müdigkeit, sorgenvollen Gedanken oder ähnlichem beruht.

Gerade habe ich einige Therapie-Grundsätze angewandt: Das Untersuchen von Gedanken, die hinter Gefühlen stehen, und die Gedanken hinter jenen Gedanken. Dabei stößt man schließlich auf bestimmte *Grundeinstellungen,* an die sich die Person klammert.

Ursprünglich wurde die kognitive Therapie für Menschen mit chronischen Depressions- und Angstzuständen entwickelt. Dabei wurde festgestellt, daß solche Menschen in vielen Fällen Grundeinstellungen haben, die ein normales Leben zu führen sehr erschweren. Beispiele solcher Grundeinstellungen sind: *„Wenn ich nicht geliebt werde, bin ich nichts wert“; „Im Leben gibt es nur Gewinner und Verlierer“; „Ich darf es nicht zulassen, die Kontrolle zu verlieren“.*

Es gibt keinen besonderen Grund anzunehmen, daß Tinnitusbetroffene diese Art von Grundeinstellungen haben müssen, es sei denn, sie sind aus anderen Gründen sehr deprimiert oder ängstlich. Doch habe ich feststellen können, daß Menschen, die unter Tinnitus leiden, ähnliche Denkweisen haben wie Menschen mit schweren Depressionen oder Ängsten.

In vielen Situationen werden diese Gedanken jedoch nicht so streng vertreten wie z.B. bei Depressiven. Um das deutlich zu machen, wollen wir zunächst den Denkprozeß von Menschen betrachten, die unter Ängsten oder Depressionen leiden. Die Denkweise Depressiver oder Hochängstlicher richtet sich weniger an der Realität aus als an ihren negativen Grundeinstellungen, was häufig zur *selbsterfüllenden Prophezeiung* wird. Dies führt dann zu den verschiedensten, unlogischen Begründungen. Die folgenden Situationsschilderungen werden zeigen, wie bestimmte Begründungen zur Unterstützung der Grundeinstellung herangezogen werden und wie sie zu daraus folgenden intensiven Gefühlen führen.

Nehmen wir als erstes die Grundeinstellung: *„Ich darf es nicht zulassen, die Kontrolle zu verlieren“.*

Situation/Beweis	**Gedanke/Begründung**	**Gefühle**
Mein Nachbar parkte sein Auto vor meiner Einfahrt.	1. Er versperrt mir bewußt die Einfahrt, weil ich gestern vor seinem Haus parkte.	Irritation
2. Was soll ich denn im Notfall machen? Dann komme ich mit meinem Auto nicht raus.		Ängste

Der erste Gedanke ist ein Beispiel für eine vermutete willkürliche Absicht – willkürlich deswegen, weil es genug andere erklärbare gute Gründe gibt; etwa, das Auto des Nachbarn könnte defekt sein, oder: der Nachbar parke nur kurzzeitig und führe gleich wieder los usw.

Der angegebene Grund ist übereinstimmend mit der Hauptsorge, die Kontrolle zu verlieren, d.h. in diesem konkreten Fall, jetzt nicht herein- und herausfahren zu können. Der Denkprozeß könnte sich zu einem zweiten Gedanken weiterentwickeln, nämlich, daß es einer Katastrophe gleichkommt, wenn man nicht mehr raus- und reinfahren kann. „Was wäre, wenn jemand aus unserer Familie einen ernsten Unfall erleidet und sofort ins Krankenhaus muß“?

Diese Art zu denken wird *‚katastrophieren‘* genannt, da es die Gefahren und Möglichkeiten wie auch die Umstände überschätzt.

Hier nun eine zweite Situation:

Situation/Beweis	**Gedanke/Begründung**	**Gefühle**
Ein Hausierer bietet Ihnen an der Haustür etwas zum Kauf an.	Alle Hausierer benutzen Tricks, um einem Dinge aufzuschwatzen, die man gar nicht haben will. Ich werde niemals bei einem Hausierer kaufen!	Ärger

Hier sind zwei Gedankenfehler dargestellt. Die Sorge um die Ausübung der Kontrolle, die Befürchtung also, manipuliert zu werden, führt zur übertriebenen Verallgemeinerung aller Hausierer. Die Tatsache, daß einige (oder gar die meisten) Hausierer unfaire Methoden anwenden, bedeutet ja nicht, daß es alle tun.

Der zweite Fehler wird *Schwarz-Weiß-Denken* genannt. In der Beurteilung gibt es keine Grauzone. Entweder ist etwas gut oder schlecht. Selbst wenn es vorteilhaft wäre, von einem Hausierer zu kaufen, würde das nicht geschehen.

Die folgende dritte Situation demonstriert andere Arten von unlogischer Begründung:

Situation/Beweis	Gedanke/Begründung	Gefühle
Ihre Nachbarin bringt Ihnen Kuchen als Geschenk und sagt, daß ihr Besuch ausblieb und sie nun zuviel Kuchen habe.	Ihre Nachbarin versucht, sich bei Ihnen einzuschmeicheln.	Verdacht

Sicherlich gibt es viele Beweise, die zu Gunsten Ihrer Nachbarin anzuführen wären. Trotzdem findet eine bestimmte Interpretation statt, die mit Ihrer Grundeinstellung über Kontrollverlust übereinstimmt. Sie fürchten wohl, die Annahme des Geschenkes wird für Sie zur Verpflichtung für ein Gegengeschenk, und eine Verpflichtung könnte als eine Einschränkung der Wahlfreiheit und damit als eine eingeschränkte Kontrolle angesehen werden. Es würde für Sie dann schwerer werden, sich z.B. über die Parkgewohnheiten Ihrer Nachbarn zu beschweren.

Diese erdachten Szenen illustrieren mehrere Denkweisen. Der Gedanke, Ihre Nachbarin versuchte sich anzubiedern, könnte folgendes bedeuten:

a) Daß Sie Gegenbeweise ignoriert haben, und die Tatsachen sich Ihrer Auslegung beugen.
Dies nennt man die Benutzung des mentalen Filters.

b) Daß Sie nicht versucht haben herauszufinden, ob Ihre Einschätzung Ihrer Nachbarin richtig ist.
Dies ist das Versagen, die Wirklichkeit zu überprüfen.

c) Daß Sie die positive Geste Ihrer Nachbarin Ihnen gegenüber abgewertet haben.
Dies ist die Disqualifikation des Positiven.

d) Daß Sie Konsequenzen erwarten und glauben, Ihre Nachbarin erwartet nun einen Gefallen von Ihnen, obgleich dies nicht so ist.
Dies ist der Prophezeiungsirrtum.

Diese Beispiele zeigen die Denkweise und die sie begleitenden gedanklichen Irrtümer, die ein Therapeut versuchen wird, aufzudecken. Danach erfolgt das Disputieren.

Das bedeutet aber nicht, daß der Klient und der Therapeut hierbei Rollen von Gegenspielern einnehmen. Der Therapeut wird versuchen, dem Klienten zu helfen und nicht ihm Fehler nachzuweisen. Man kann in der üblichen verbalen Form disputieren (siehe weiter unten) oder alternativ Aufgaben stellen, die die Person mit neuen Erfahrungen konfrontiert, wodurch sie zu neuen Interpretationen gelangt. Anderes Denken ergibt sich aus anderem Handeln, ob nun durch neugewonnene Gedankengänge oder – was Sie überraschen wird – durch für Sie unübliches Handeln.

Ein Ziel des Therapeuten ist, dem Klienten beizubringen, wie man wie ein Wissenschaftler aus Erfahrungen lernen kann, die Ergebnisse eines Experiments auszuwerten, um zu sehen, ob sie seine Theorie bestätigen. Auf ähnliche Weise macht der Klient Selbstbeobachtungen und versucht, sich automatische Gedanken bewußt zu machen, ihre Existenz zu erkennen und sie aufzuschreiben. Wie man sie disputiert, sollte dann mit einem Therapeuten überlegt werden. Widersprüche zwischen dem Denken, Fühlen und Handeln des Klienten sind ebenfalls zu prüfen.

Der Therapeut ermuntert den Klienten zu einer Überprüfung der Gültigkeit seiner Einstellungen, indem er Fragen folgender Art stellt.

„Welcher Beweis stützt Ihre Meinung?“
„Welchen Beweis haben Sie gegen Ihre Meinung?“
„Welche alternativen Ansichten gibt es?“
„Wie würde ein anderer diese Situation betrachten?“

„Welche Auswirkungen hat Ihre Denkweise?“
„Ist es hilfreich oder hinderlich bei dem, was Sie erreichen wollen?“
„Denken Sie in Begriffen von ‚Alles oder Nichts‘?“
„Konzentrieren Sie sich auf Ihre Schwächen und vergessen dabei Ihre Stärken?“
„Fühlen Sie sich für Dinge verantwortlich, die Sie nicht betreffen?“
„Erwarten Sie von sich Perfektion?“
„Urteilen Sie nach zweierlei Maß – wie würden Sie jemand anderen in Ihrer Situation beurteilen?“
„Überschätzen Sie die Möglichkeit von Katastrophen?“
„Benutzen Sie eine Kristallkugel, um die Zukunft zu erfahren?“
„Ärgern Sie sich darüber, daß es nicht ist, wie es sein sollte, statt es zu akzeptieren und anzunehmen, wie es ist?“
„Was können Sie tun, um die Richtigkeit Ihrer Gedanken zu überprüfen?“

Die Gedanken, die sich bei emotionaler Erregung einstellen, sind oftmals von der Art des „Alles oder Nichts“. Sie unterstellen, daß etwas „immer“, „ewig“ oder „nie“ wahr ist. Sie unterstellen weiter, daß der Denkende etwas „müßte“, „sollte“, „muß“ oder „nicht tun kann“. Dieser Gedanke läßt keine Alternative zu.

Der Therapeut kann darauf hinweisen, daß dies eine sehr begrenzte Sicht der Dinge ist. Er wird aber keine besseren Möglichkeiten vorschlagen. Statt dessen wird er ein Menü an Alternativen zurechtlegen und diese nacheinander mit dem Klienten durchgehen, um zu erfahren, wie sie ankommen, und ob sie ihm weiterhelfen.

Da die kognitive Therapie weit mehr beinhaltet, als ich hier erklären kann, will ich nun dazu übergehen, wieder Tinnitus und einige typische Gedanken und Gefühle, die dabei auftreten können, zu betrachten.

Situationen, die Gedanken über Tinnitus auslösen können, beinhalten gewöhnlich Geräusche. So könnten Ihre Gedanken an

Tinnitus dann auftreten, wenn die Geräusche lauter sind, wenn ein neues Geräusch auftritt, oder wenn es schwierig ist, anderen Menschen zuzuhören.

Ich habe einige Gefühle und deren zugehörige Gedanken im folgenden zusammengefaßt.

Gefühle: *Tadel, Gereiztheit, Zorn*

Mögliche Gedanken:

„Ich werde mich nicht damit abfinden."

„Ich werde mich nicht von den Geräuschen unterkriegen lassen."

„Die Ärzte sollten endlich was dagegen tun."

„Meine Familie sollte doch merken, wie stark es mich mitnimmt."

„Dr. X ist dafür verantwortlich, er hätte diesen Test nicht machen sollen."

Gefühle: *Groll, Bitterkeit, Anklage*

Mögliche Gedanken:

„Wenn mein Arbeitgeber Ohrenschützer zur Verfügung gestellt hätte, hätte ich heute dieses Problem nicht."

„Es ist ungerecht, daß ein so junger Mensch wie ich diese Geräusche hat."

„Es ist ungerecht, daß man im Alter noch damit geplagt wird, und einem der Lebensabend verdorben wird."

„Ich bin nicht jemand, der krank wird; dies kann ich nicht zulassen."

Gefühle: *Befürchtungen, Ängste, Sorgen*

Mögliche Gedanken:

„Ich fürchte, die Geräusche werden noch lauter!"

„Ich fürchte, ich werde vollkommen taub!"

„Werde ich je damit fertig werden?"

„Das kann mich finanziell ruinieren!"

„Ich fürchte, da wächst ein Tumor in meinem Kopf!"

Gefühle: *Hilflosigkeit, Depression, Pessimismus*

Mögliche Gedanken:

„Es wird schrecklich, wenn die Geräusche nicht mehr weggehen."

„Ich kann mir nicht vorstellen, wie ich mit diesen Geräuschen fertig werden kann."

„Das Leben hat keinen Sinn mehr, wenn die Geräusche anhalten."

Ich werde gleich Möglichkeiten aufzeigen, wie diese Gedanken überprüft werden können. Der Zweck dieses herausfordernden Verfahrens ist nicht, Ihnen nachzuweisen, daß Sie ein Wirrkopf sind oder daß Sie solche Gedanken nicht haben dürfen. Der Zweck ist vielmehr festzustellen, ob die Gedanken richtig oder falsch sind. Ich meine: Gedanken zu haben, die falsch und auch noch peinigend sind, dient keinem guten Zweck und verlängert nur das Leiden.

Nach meiner Erfahrung führt eine gewisse philosophische Einstellung zu den Geräuschen eher zur Toleranz, und der analytische Weg der kognitiven Therapie kann Ihnen dazu verhelfen.

Was ich unter ‚philosophischer Einstellung' verstehe, ist ein Verhalten, bei dem Sie die augenblickliche Ablenkung durch Ihre Geräusche lediglich so betrachten wie die Ablenkung durch ein vorbeifahrendes Auto. Dadurch versuchen Sie, Ihr augenblickliches Tun fortzusetzen. Wenn Sie sich aber im Gegensatz hierzu in die schon erwähnten automatischen Gedanken verlieren, werden die Geräusche Sie kaputt machen.

Emotionale Reaktionen sind manchmal von einer Geste, einem Fluch oder einer Klage begleitet. Es ist also nicht ungewöhnlich, wenn Leidende sich wortwörtlich etwas auf oder um die Ohren schlagen. Ein Teufelskreis von Leid und ständiger Wahrnehmung der Geräusche entwickelt sich. Sie durchbrechen diesen Teufelskreis, indem Sie die negativen Gedanken betrachten und auf eine Karte schreiben. Jedem dieser Gedanken kann dann eine positive und konstruktive Alternative geboten werden.

Ich gebe Ihnen weiter unten ein Beispiel, wie ein Therapeut einem Klienten negative Gedanken aufdecken hilft und zu positiveren Ansichten verhilft. Das Beispiel ist erdacht und mag für Sie nicht zutreffen, doch kann es Ihnen eine Vorstellung vom Ablauf eines solchen Gespräches vermitteln, woraus Sie dann Ihre eigene Strategie entwickeln können. Die Gedanken und ihre Gegenargumente können Sie auf eine Karte schreiben und als Merkzettel bei sich tragen.

Ein häufiger Gedanke ist, daß sich in der Zukunft alles verschlechtern wird. Aus dieser Besorgnis stellt sich die ‚Verschlimmerungsvorstellung' ein. Lassen Sie uns nun die Befürchtungen, daß sich Tinnitus irgendwie verschlechtern wird, betrachten.

Erdachtes Gespräch zwischen einem Therapeuten (T) und einem Klienten (K)

T Was für Beweise haben Sie, daß Ihre Geräusche sich verschlimmern werden?

K Nun, sie sind jetzt lauter als je zuvor.

T Was ist Ihr Beweis, daß sie weiterhin lauter werden?

K Ich befürchte, daß sie lauter werden könnten.

T Befürchten, daß sich etwas ereignen wird, bedeutet nicht, daß es tatsächlich eintrifft. Tatsache ist, daß in den meisten Fällen von Tinnitus die Geräusche etwa gleich laut bleiben.

K Trotzdem fürchte ich, daß sie lauter werden, da sie manchmal auch lauter sind.

T Die Tatsache, daß die Geräusche *manchmal* lauter sind, bedeutet doch nicht, daß sie auch laut *bleiben* werden. Aber was wäre daran so schlimm?

K Ich könnte es nicht ertragen.

T Woraus schließen Sie das?

K Wenn sie jetzt lauter würden, wäre ich ganz unnütz und unfähig, irgendetwas zu tun.

T Sie sagten, die Geräusche sind schon lauter geworden. Wurden Sie damit fertig?

K Nun, … ja. Aber ich bin immer wieder auf dem Nullpunkt, wenn sie besonders laut sind.

T Sie meinen, Sie fühlen sich so elend wie damals, als das Ganze begann?

K Nun, nicht genau so. Ich fühle mich nur so hoffnungslos, wenn sie laut sind.

T Also ist doch eine allgemeine Besserung eingetreten, auch wenn es zeitweilig noch Schwierigkeiten gibt?

K Ja.

T Sie sagten, Sie fühlen sich während dieser zeitweiligen Schwierigkeiten ‚ganz unnütz und unfähig, irgendetwas zu tun'. Können Sie mir beschreiben, was Sie damit meinen?

K Ich bleibe einfach im Bett und stelle das Radio laut an, um die Geräusche zu übertönen.

T Also gibt es etwas, das Sie tun können – Radiohören. Meinen Sie, es gäbe sonst noch etwas, das Sie tun könnten?

K Ach, ich denke, ich fühle mich so deprimiert, daß ich gar nichts machen möchte.

T Aber es ist nicht so schwarz-weiß, wie Sie es malten. Nichts tun *wollen* ist doch etwas anderes, als nichts tun *können*. Sind Sie früher schon mal deprimiert gewesen und haben herumgelegen, bevor die Geräusche begannen?

K Ja, ich glaube schon, manchmal, doch nicht so häufig wie jetzt.

T Heißt das, daß Sie nun stärker deprimiert sind? Was kann wohl der Grund dafür sein?

K Der Tinnitus ist viel schlimmer geworden, er deprimiert mich wirklich.

T Tinnitus kann quälender sein, wenn Sie sich nicht gut fühlen, weil Sie dann auch wenig Interesse an den Dingen haben, die Sie ablenken könnten. Ich denke, es wäre wichtig, herauszufinden, ob es vielleicht andere Gründe für Ihre Depressionen gibt. Dann könnten wir uns mal auf diese anderen Gründe konzentrieren, und wenn wir erfolgreich sind, werden Sie die Geräusche als weniger lästig empfinden. Was halten Sie davon?

K Nun ja, ich glaube fast, das Nachdenken über Tinnitus deprimiert mich. Ich merke selbst, wie ich abgleite.

T Da haben Sie einen wichtigen Punkt berührt. Wahrscheinlich sind es nur Ihre Vorstellungen von den Folgen des Tinnitus, die Sie deprimieren, nicht so sehr, wie er Sie jetzt gerade belastet.

T Wenn wir auf unsere Diskussion zurückblicken, scheinen wir zu folgenden Erkenntnissen gekommen zu sein.
Erstens: Daß die Geräusche lauter werden könnten, heißt noch nicht, daß sie auch tatsächlich lauter werden.
Zweitens: Daß Sie derzeit allgemein weniger gestreßt sind, als Sie mal waren, auch wenn die Geräusche lauter geworden sind, wie Sie sagen. Das bedeutet doch, daß Sie schon mit den lauter werdenden Geräuschen fertig geworden sind.
Drittens: Daß Sie, wenn die Geräusche laut sind, trotzdem nicht völlig unfähig sind, irgendetwas zu tun. Es ist nur noch herauszufinden, wozu Sie trotz der Geräusche wirklich fähig sind.
Viertens: Daß es da einige andere Gründe geben könnte, weshalb Sie sich gerade deprimiert fühlen. Und, wie Sie sagen, es deprimiert Sie, was Sie über Tinnitus denken. Diesen Gedanken sollte man nochmals nachgehen, um zu prüfen, ob sie gerechtfertigt sind.

Soweit nun unser erdachter Dialog, der illustrieren sollte, auf welche Weise negative automatische Gedanken überprüft werden können. Ich hoffe, Sie können die Gedanken und deren Infragestellungen herausfinden.

Dieser Sitzung würden möglicherweise einige Übungen folgen, um herauszufinden, wozu der Klient in der Lage ist, wenn die Geräusche laut sind; zum Beispiel auf einer lauten Schreibmaschine tippen, um sowohl ein ablenkendes wie ein maskierendes Geräusch zu erzeugen.

Der oben wiedergegebene Dialog mag Ihnen ein wenig wie ein Kreuzverhör erschienen sein. Das ist jedoch nicht beabsichtigt und darf nicht entstehen. Um diese Situation zu vermeiden, kann man den Klienten fragen, ob er selbst einmal die Rolle des Therapeuten übernehmen und die herausfordernden Fragen stellen möchte, während der Therapeut die Klientenrolle übernimmt. Bei dieser Rollenverteilung lernt der Klient, die herausfordernden Fragen anzuwenden, und argumentiert dabei *gegen* seine eigenen Einstellungen. Es empfiehlt sich, eine Liste der anstehenden Infragestellungen bereit zu halten, auf die der Klient spontan eingehen kann, statt sich auf sein Gedächtnis stützen zu müssen. Gerät der Klient ins Stocken, kann der Therapeut einige der wirksamen herausfordernden Fragen einwerfen.

Analyse und Disput Ihrer irrationalen Gedanken

Immer wenn die Geräusche Sie emotional beeinträchtigen, ist es nützlich, diesen Zustand in einer Liste festzuhalten.

Die Liste soll vier Abschnitte mit entsprechenden Überschriften enthalten, die man jedoch auch mit A-B-C-D bezeichnen kann. Dabei können Sie für das **aktivierende Ereignis** ein A, für die **Meinung** ein B, für die **Konsequenz** (Ihrer Gefühle und Aktionen) ein C und für den **Disput** ein D verwenden.

Am Anfang werden nur die Konsequenzen (C), die durch Tinnitus aufkommenden Gefühle, offenkundig. An den folgenden Beispielen werden Sie erkennen, daß sie in bestimmten Situationen eher aufkommen.

Aktivierendes Ereignis (A)	**Meinung (B)**	**Konsequenz (C)**	**Disput (D)**
Sich unter Leute zu mischen, ist schwierig; Sie gehen zum Essen aus, doch wegen der Geräusche gehen Sie früher heim.	Sie fühlen sich entmutigt und sind über Ihre Zukunft verzweifelt.		

Nun fragen Sie sich selbst einmal, welche Gedanken oder Meinungen Ihre Gefühle hierbei herausfordern. Wie erklären Sie diese Situation und Ihren frühen Aufbruch nach Hause? Was bedeutet es für Sie? Vielleicht denken Sie, „Geselligkeit ist vergeudete Zeit", oder: „Heut' abend war es schon schlimm genug, wie wird es erst in einigen Jahren sein?". Diese Analyse fortzuführen, ist aufschlußreich. „Warum ist Geselligkeit vergeudete Zeit?". Diese Frage könnte den nächsten Gedanken auslösen: „Das Stimmengewirr löste meine Geräusche aus. Ich konnte nicht mehr klar denken. Ich war von der Konversation ausgeschlossen".

Als Therapeut fand ich heraus, daß man mit immer weitergehenden Fragestellungen auf diese Weise fundamentale Meinungen freilegen kann; solche wie „Die Anderen glauben, ich bin blöd". Ohne die Hilfe eines Therapeuten allerdings wird es für Sie selbst schwierig sein, bis zu diesen Grundeinstellungen vorzudringen. Es ist unangenehm, sich diese einzugestehen, und meistens sind sie so verborgen, daß Sie sie nicht erreichen. Je fester von Ihnen vertreten und je unbegründeter Ihre Meinungen sind, umso wahrscheinlicher werden sie Sie emotional beeinflussen.

In der nächsten Stufe sind Ihre Gedanken zu überprüfen, wobei vorher aufgelistete Infragestellungen verwendet werden. Die Worte, die den neuen Gedanken erfolgreich beschreiben, werden unter D notiert. Zum Beispiel könnte „Geselligkeit ist Zeitverschwendung" als Schwarz-Weiß-Denken betrachtet werden. Positiv beschrieben könnte es lauten: „Ich genoß den Abend nicht so wie früher, doch heißt das nicht, daß ich ihn überhaupt nicht genoß. Es gab da Augenblicke, die schön waren, und die den Wert des Abends ausmachten".

Sie könnten auch den Gedanken : „Ich konnte nicht mehr klar denken und war von der Konversation ausgeschlossen" umformulieren, indem Sie fragen: „Welchen Beweis gibt es dafür?" Spüren Sie dem nach, um die Wahrheit dieser Meinung zu überprüfen. Erinnern Sie sich an Teile der Konversation? Dachten andere, Sie hätten nicht teilgenommen? Nach der Beweisprüfung könnten Sie unter D notieren, „auf Befragen sagte mir niemand, meine Anwesenheit sei sinnlos gewesen. Ich sagte zwar nicht so viel, wie ich gerne wollte, doch jeder schätzte meine Anwesenheit“.

Hier sind nun einige typische Beispiele von A-B-C-D als Hilfe für Ihre Selbstanalyse.

Ereignis (A): Die Geräusche sind lauter als gewöhnlich.
Meinung (B): Für solch ein starkes Geräusch muß es doch einen ernsten Grund geben. Vielleicht ist es ein Tumor?
Konsequenz (C): Ich fürchte mich.
Disput (D): Die Untersuchungen zeigten nichts. Ich habe keine anderen Symptome, die auf einen Tumor hindeuten. Ich habe die Geräusche schon seit fünf Jahren, und ein Tumor hätte sich schon längst zeigen müssen.

Ereignis (A): Sie lesen in einem Artikel, daß es in absehbarer Zeit keine Heilung für Tinnitus geben wird.
Meinung (B): Es ist ungerecht, daß mir mein Ruhestand damit verdorben wird. Es müßte doch etwas dagegen geben.
Konsequenz (C): Ich bin verbittert.
Disput (D): Vielleicht habe ich kein Recht auf immerwährende Gesundheit. Im Vergleich zu meinen Freunden bin ich eigentlich ganz gesund. Warum glaube ich, hiermit nicht fertig zu werden? Es hilft ja nicht, verbittert zu sein!

Ereignis (A): Ihr Tinnitus ist schon seit einer Woche lauter.
Meinung (B): Er wird sicher nun für immer so bleiben. Ich halte das nicht aus.
Konsequenz (C): Dies ist furchtbar, ich verzweifle.

Disput (D):	Er ist auch früher schon mal laut gewesen, warum sollte er diesmal nicht wieder leiser werden? Woher weiß ich, daß ich nicht damit zurechtkomme, wenn er lauter bleibt? Bisher bin ich damit zurechtgekommen, wenn er lauter war. Ich übersehe meine Stärken und denke nur noch an meine Schwächen.

Kognitive Gruppentherapie

Die Methoden der kognitiven Technik lassen sich wie bei der Einzeltherapie auch zur Gruppentherapie einsetzen, doch sollten alle Klienten das gleiche zu bewältigende Problem haben. Wir arbeiteten generell mit Gruppen von sieben Teilnehmern und zwei Therapeuten. Die Gruppe trifft sich sechsmal, jeweils für zwei Stunden pro Woche. Gewöhnlich wird die Therapie durch sechs weitere Treffen zur Festigung des Erlernten ergänzt. Die Gruppentherapie hat zahlreiche Vorteile. Da die Teilnehmer ein gemeinsames Problem haben, können sie einander unterstützen. Sie verstehen schnell, daß ihre Schwierigkeiten durchaus nicht einzigartig sind. Gleichzeitig lernen sie, daß es deutliche Unterschiede gibt, wie jemand betroffen sein kann. Vielleicht wird sie das überraschen und ihnen zeigen, daß ihre eigenen Reaktionen nicht eine unvermeidliche Konsequenz von Tinnitus sind.

Die Therapeuten demonstrieren vor der Gruppe, wie man Meinungen disputiert, und bitten dann die Klienten, es einmal selbst zu probieren. Manchen Teilnehmern wird dabei augenblicklich geholfen, wodurch andere Vertrauen zu dieser Methode gewinnen.

Eine besonders wertvolle Inspiration geht von ehemaligen Gruppenmitgliedern aus, die bereits von der Therapie profitiert haben. Wir sind den vielen ehemaligen Klienten dankbar dafür, daß sie gelegentlich vorbeikommen und darüber berichten, wie sie mit Tinnitus zurecht gekommen sind. Das zeigt viel überzeugender, als wir es durch unsere Demonstration vermitteln können, daß eine Veränderung möglich ist.

Das Angebot an kognitiver Therapie

Erst gegen Ende der 70er Jahre begann sich die kognitive Therapietechnik durchzusetzen. Natürlich gab es zunächst nicht viele Ausbildungsmöglichkeiten für diese Methode, wodurch es schwierig war, einen darin ausgebildeten Therapeuten zu finden.

Inzwischen hat die kognitive Therapie so breite Anerkennung gefunden, daß sie von vielen Richtungen der Psychotherapie genutzt wird, und in besonderem Maße von der Gesprächstherapie.

Was diese Methode bei Tinnitusbetroffenen bewirken kann, konnten wir bei unseren eigenen Untersuchungen feststellen. Etwa 45 Prozent der Teilnehmer an kognitiver Gruppentherapie erzielten beachtlich gute Ergebnisse. Ein vielversprechender, guter Ansatz einer weiterhin zu verfolgenden und zu überprüfenden Methode.

9. Entspannung und Autosuggestion

„Entspann' dich!" ist eher ein unwillkommener Rat, wenn man ständig von einem Geräusch gequält wird und sich sehnlichst wünscht, diesem Rat folgen zu können. Um mit dem Tinnitus fertig zu werden, stürzt man sich gewöhnlich in mehr und mehr Aktivitäten, anstatt sich auszuruhen. Indem man die Aufmerksamkeit auf äußere Ereignisse richtet, kann ein Verweilen bei den inneren Geräuschen vermieden werden.

Wenn man jedoch gelernt hat, sich zu entspannen, kann man das auch erfolgreich gegen einen quälenden Tinnitus einsetzen. Wenn Sie sich für diesen Weg entscheiden, sollten Sie ernsthaft jeden Tag üben, um in Streßsituationen Entspannung wirklich anwenden zu können. Halbe Sachen führen nicht zum gewünschten Erfolg. Aus veröffentlichten Untersuchungen wissen wir, daß bereits nach zwei bis drei Monaten Entspannungsübungen etwa 30 bis 40 Prozent der langjährig Betroffenen damit rechnen können, vom Tinnitus weniger abgelenkt zu werden und ihn nicht mehr als so peinigend zu empfinden.

Bis jetzt ist noch nicht völlig klar, warum die Entspannung diese Erfolge erzielt. Da ich diese Methode aber selbst untersucht habe, glaube ich, daß sie auf mindestens dreierlei Weise hilft.

1. Überaktivität: Entspannung hilft den Menschen, die sich gern kopfüber in streßvolle Situationen stürzen und auch sonst noch jede freie Minute des Tages ausfüllen möchten; ein Lebensstil, der sich vielleicht als Reaktion auf Tinnitus entwickelt hat oder bereits als Teil ihres Charakters vorher bestand. Falls Sie sich unwohl fühlen, wenn Sie geduldig warten müssen, oder Sie es nicht ertragen, in einem ruhigen Raum zu sitzen, dann kann eine Entspannungsmethode ein wirksames Gegenmittel sein.

Gerade das, was Sie am liebsten nicht machen möchten, ist das, was Ihnen wirklich gut täte – etwa nach dem Motto: „die wirksame Medizin muß bitter schmecken“. Ihr aktiver Lebensstil mag in Ihrer Vergangenheit angemessen gewesen sein, doch der Tinnitus kann diese positive, aktionsorientierte Einstellung total ins Negative umkippen lassen. Gelernt zu haben, wie man sich entspannt, bedeutet, sich ruhig stellen zu können, wenn es benötigt wird. Das ist zum Einschlafen oder nach dem Erwachen in der Nacht zum Wiedereinschlafen besonders hilfreich. (Siehe auch unter ‚Schlaflosigkeit‘).

2. Ihren Geräuschen ausweichen: Es mag unmöglich scheinen, den Geräuschen in Ihrem Kopf auszuweichen, doch die Hingabe an eine ablenkende Aktivität ist eine Form der Ablenkung von ihnen. Sie vermeiden es, Ihren Geräuschen zuhören zu müssen.

Um die Geräusche ignorieren zu können, müssen Sie sie sich zunächst einmal anhören, so paradox dies erscheinen mag. Das Ignorieren der Geräusche ist dann das Ergebnis Ihres Hörüberdrusses – was aber nur der eine Teil einer Doppelstrategie ist. Der andere Teil – und genauso wichtig – ist, Ihre ‚unerledigten Angelegenheiten‘ zu bereinigen. Dies diskutierte ich bereits in den Kapiteln 5 und 6.

Den Tinnitus hört man sich am besten dann an, wenn man entspannt ist und negative Gedanken leichter ablegen kann und der Versuchung, sich aufzuregen oder mit Verärgerung auf die Ohrgeräusche zu reagieren, nicht unterliegt.

3. Negative Vorstellungen vom Tinnitus: Entspannung liefert die richtige geistige Haltung, in der man mit Techniken experimentieren kann, die zur Veränderung der Vorstellung vom Tinnitus führen. Mit Vorstellung *(Imagination)* meine ich Ihre Interpretation oder Wahrnehmung der Geräusche. Diese könnten positiv wie das beruhigende Plätschern eines Baches oder negativ wie ein durchdringendes Geheule sein. Ihre Vorstellung vom Tinnitus und sogar seine Lautheit sind in gewissem Umfang unter Ihrer Kontrolle. Techniken zur Veränderung der Vorstellungen werde ich weiter hinten noch beschreiben.

Entspannungsübungen

Zunächst sollten Sie sich klar darüber werden, was Sie erreichen möchten, wenn Sie Entspannung erlernen. Wie ich schon bemerkte, kann Entspannung für Sie wesentlich nützlicher sein als sich lediglich ins Bett plumpsen zu lassen. Wenn Sie sich entspannen können, werden Sie sich damit ruhig stellen können, wann immer Sie es benötigen. Sie werden Ihre Aufmerksamkeit nach Belieben von den Geräuschen wegschalten können, hin zu dem, das Sie gerade beschäftigt. Und als bewußte Strategie zur Bewältigung von Streß hilft Ihnen das ohne besondere Muskel- oder Geistesanstrengungen.

Sie sollten sich eine Methode aussuchen und so lange üben, bis Sie unterscheiden können, wann Sie sich angespannt und/oder geistig überfordert fühlen, und wann Sie sich ruhig und geistig frisch fühlen. Es ist schwierig, Entspannung in positivem Sinne zu definieren, doch werden Sie den Zustand erkennen, wenn Sie die Übungen anwenden. Mit der Zeit werden Sie sich immer schneller und tiefer entspannen. Entspannung wurde einmal als ein *schwebendes* Gefühl beschrieben. Sie sind wach und bei klarem Bewußtsein, gleichzeitig nehmen die Eindrücke eine lebhafte, traumähnliche Qualität an. Auch wenn Sie sich nicht schläfrig fühlen, finden Sie durch die Entspannung leichter in den Schlaf.

Es gibt eine Vielzahl Methoden, die Sie erlernen können. Eine Methode lehrt, den Unterschied zwischen Muskel*an*spannung und Muskel*ent*spannung zu spüren. Dies geschieht durch abwechselndes Anspannen und Entspannen von Muskelgruppen an unterschiedlichen Teilen des Körpers. Andere Methoden stellen die Atmung oder die Autosuggestion von Wärme und Schwere oder das Erleben angenehmer und entspannender geistiger Bilder in den Mittelpunkt.

Voraussetzung bei allen Methoden ist, ohne äußere Ablenkungen bequem zu sitzen oder zu liegen.

Bei geschlossenen Augen richtet sich Ihre ganze Aufmerksamkeit auf die praktizierte Technik. Dazu mag auch das Hören von wiederholten Anweisungen gehören, die mit ruhiger und monotoner Stimme gegeben werden, während Sie sich auf Ihre aufkommenden Gefühle und Empfindungen konzentrieren. Das ‚geschäftige Denken‘ wird weit zurückgelassen, während Sie sich auf einen einzelnen Gedanken, Eindruck oder eine Empfindung konzentrieren. Das Ziel ist, körperliche und geistige Ruhe zu erlangen. Ihr Körper kann dabei schwer und schlaff empfunden werden und Ihre Atmung wird langsam und gleichmäßig.

Ich will an dieser Stelle nicht alle Methoden des Entspannungstrainings beschreiben. Zu diesem Thema gibt es eine Reihe von Taschenbüchern mit entsprechend detaillierten Beschreibungen (siehe Literaturhinweise).

Einige wichtige Punkte sind jedoch zu beachten.

Erstens: Es ist leichter, anfangs mit einem erfahrenen Therapeuten zu üben. Später können Sie ein Tonband benutzen, das käuflich erhältlich ist, und am Ende können Sie auf beides verzichten.

Mit einem Therapeuten oder in einer von Experten geleiteten Gruppe zu beginnen, bringt den Vorteil, daß Sie gleich zu Anfang größere Fortschritte erzielen. Auf diese Weise können Sie sich Enttäuschungen ersparen, wie sie beim Selbststudium durchaus auftreten können. Auch ist der Ansporn, die Übungen einzuhalten, größer, zumal man sie ein- oder zweimal pro Tag für etwa 20 Minuten machen sollte.

Zweitens: Es ist nicht so wichtig, welche Methode Sie gewählt haben, die Hauptsache ist, Sie mögen sie. Wenn Sie irgendwelche Gelenk- oder Muskelprobleme haben, sollten Sie nicht gerade die Methode wählen, die Ihre Muskeln oder Gelenke belastet. Anstrengende Muskelanspannungen sind auch durchaus nicht nötig. Geistige Entspannung kann auch durch autogenes Training oder durch transzendentale Meditation erzielt werden. Wenn Sie stärker körperlich orientiert sind, werden Sie vielleicht Yoga, Tai Chí oder die Alexander-Technik anwenden wollen.

Drittens: Manchen Menschen sind Methoden wie ‚Loslassen‘ und ‚Entspannen‘ unangenehm. Das ‚Loslassen‘ könnte Gedanken hochkommen lassen, die sie lieber unterdrücken möchten. Und das ‚Entspannen' könnte Empfindungen freisetzen, die ihnen fremd sind, gerade so, als würden sie ungeschützt und verletzlich die Kontrolle über ihren Körper verlieren. Es könnten auch Tränen aufkommen, die Sorge darüber auslösen, daß man auf diese Weise reagiert. Diese Wirkung wird nicht lange anhalten; bleiben Sie beharrlich. Falls es Sie nachhaltig besorgt macht, lassen Sie sich fachlich beraten.

Viertens: Wenn Sie ‚passive Entspannung' gelernt haben, sollten Sie nun zu aktiver Anwendung übergehen und sie als eine Technik zur Bewältigung streßvoller Situationen und sogar als Teil Ihrer Tagesphilosophie benutzen. (Siehe unter ‚Aktive Entspannung')

Fünftens: Wenn Sie einen schweren Hörschaden haben, sind Entspannungstechniken mit Anleitungen vom Tonband bestenfalls mühevoll, schlimmstenfalls unmöglich. Mit nur kleinen Abwandlungen in der Technik kann jedoch auch Gruppentraining für Gehörlose durchgeführt werden.

Viele der Techniken, die ich hier erwähnt habe, beruhen auf einfachen Anweisungen, die auswendig gelernt und zuhause angewandt werden können. Eine Demonstration der Übungen anzusehen, ist immer nützlich. Ein Therapeut kann auch eine Folge von Anweisungen durch Tast- oder Zeichensprache übertragen.

Auch die Techniken des Biofeedback und der Hypnose sind bereits bei der psychologischen Behandlung von Tinnitus eingesetzt worden. Aus diesem Grunde werde ich sie kurz beschreiben und erklären, wie ihre Anwendung in das von mir bisher Erklärte hineinpaßt.

Biofeedback

Biofeedback erregt unsere Phantasie, verspricht es doch eine Methode zu sein, mit der ohne Medikamente körperliche Zustände zu beeinflussen sind. Die Begeisterung für diese Methode wie auch der Marketingaufwand der Hersteller für billige Biofeedback-Geräte hat in der Öffentlichkeit sehr hohe Erwartungen geweckt.

Vereinfacht kann man sagen: Biofeedback ermöglicht dem aktiven Bewußtsein, auf Vorgänge in unserem Körper, die uns normalerweise nicht bewußt werden, zu reagieren. Tatsächlich gibt es jedoch keine natürlichen Methoden, Vorgänge im Gehirn nachzuweisen. (In der Form eines EEG – Elektroenzephalogramms – können diese Vorgänge lediglich beobachtet werden).

Eines der populärsten Biofeedback-Geräte gibt Rückmeldungen (ein sog. *feedback*) über die Schweißausscheidung in der Handfläche. Die Schweißausscheidung verändert den Hautwiderstand, wird elektronisch erfaßt und in ein akustisches Signal umgewandelt. Dies ist das Feedbacksignal der körperlichen Reaktion auf ein emotionales Ereignis; die Tonhöhe ändert sich im Verhältnis zur Schweißmenge. Der Benutzer dieses Gerätes hat die Aufgabe, den Ton des Signals durch seine Entspannungsbemühungen entsprechend zu beeinflussen. Wichtig allein ist hierbei, dieses Ergebnis zu erreichen, wenn auch das Zustandekommen für Sie ein Geheimnis bleibt.

Es ist nicht bekannt, welche körperlichen Reaktionen Tinnitus erzeugen, und deshalb können, streng genommen, Biofeedback-Techniken nicht zur Anwendung kommen. Dennoch ist der besondere Wert des Biofeedback für die Bewältigung von Tinnitus darin zu sehen, daß man damit lernt, Reaktionen zu kontrollieren, die bei emotionalen Ereignissen auftreten. Zum Beispiel können auf diese Weise beschleunigter Herzschlag, emotionales Schwitzen und Muskelverspannungen reduziert werden. Es gibt keinen Beweis dafür, daß Biofeedback für Tinnitusbetroffene vorteilhafter als andere Entspannungsmethoden ist, aber vielleicht sagt Ihnen diese Methode trotzdem zu. Wenn Sie stark verspannte Muskeln an Kopf, Nacken oder Kiefer haben, ist das *Muskel-Biofeedback* (EMG) hilfreich. Sie sollten diese Technik aber erst ausprobieren, bevor Sie sich in Unkosten für ein Gerät oder eine Therapie stürzen.

Hypnose

Hypnose ist ein veränderter Bewußtseinszustand, der viel mit Entspannung gemeinsam hat und sogar als deren Erweiterung gelten könnte. In hypnotischer Trance ist der Patient aufnahmefähiger für die Stimme des Therapeuten und für die Botschaft, die diese Stimme vermittelt. Hypnotiseure haben unterschiedliche Techniken zur Verfügung, mit denen sie erhöhte Aufnahmebereitschaft für ihre Suggestionen bewirken. Dazu gehört auch, den Patienten zu bitten, eine ermüdende Haltung einzunehmen (die Augen verdreht, Arme erhoben, etc.), und dann das Gefühl von Müdigkeit zu suggerieren, das unweigerlich folgen wird. Was immer auch Hypnose ist, hypnotisiert zu werden bewirkt von selbst noch gar nichts. Hypnotiseure, die diese Technik therapeutisch anwenden, nennt man *Hypnosetherapeuten* (oder Hypnotherapeuten). Ihr Erfolg hängt davon ab, welche Methoden sie im Hypnosezustand anwenden. Für Tinnitus sind es im großen und ganzen die gleichen Methoden wie bei der Durchführung der Entspannung, die ich im folgenden noch erklären werde.

Die Ergebnisse eines kürzlich durchgeführten Versuchs mit Hypnosetherapie sind interessant, weil sie zeigen, inwieweit diese Methode für Tinnitus brauchbar ist. Neben den Übungen zur Entspannung wurde den Teilnehmern in dieser Studie suggeriert, daß die Lautheit sich zunächst vermindert, und die Geräusche schließlich verstummen.

Diese Suggestionen wurden durch ein von den Teilnehmern gewähltes Bild übertragen, z.B. das Öffnen des Stöpsels einer Verbindung an einer altmodischen Telefonvermittlung. Am Ende der Therapie schien nur bei einem von vierzehn Teilnehmern das Geräusch leiser geworden zu sein. Immerhin sagte jedoch ein Drittel der Teilnehmer, sie fühlten sich durch ihre Geräusche weniger belästigt und könnten sie leichter tolerieren. Entweder bewirkte dies die Entspannung oder einfach die konzentrierte Hinwendung auf die Geräusche. Der Autor dieses Berichtes, ein erfahrener Hypnosetherapeut, zeigte sich darüber erstaunt, daß im

Gegensatz zu Schmerzzuständen, bei denen ein gutes Medium eine völlige Schmerzfreiheit erreicht, Tinnitus nicht gleichermaßen ausgeschaltet werden kann.

Selbsthypnose

Selbsthypnose ist eine wirklich erfolgreiche Methode. Während der Übertragungsprozedur lassen Sie sich auf die Suggestionen des Hypnosetherapeuten ein, die Sie dann als Eigenanweisungen aus der Sitzung mitnehmen. Zum Beispiel, wenn der Therapeut Ihnen suggeriert hat, daß Sie sich entspannt fühlen, wenn Sie ‚entspannt' sagen, dann wirkt dies tatsächlich als Anweisung, die Sie sich geben. Streng genommen bedeutet dies: bei der Selbsthypnose versetzen Sie sich in Trance, wodurch ein schnelleres Ansprechen, und zwar bei klarem und konzentriertem Bewußtsein, auf Ihre Selbstanweisung hin erreicht werden kann.

Einige Hypnosetherapeuten machen Tonbandaufnahmen von ihren Sitzungen, die der Klient dann zu Hause anhören kann.

Sollte eine Aufnahme nicht wirksam sein, können bei der nächsten Sitzung die geänderten Übertragungen neu aufgenommen werden. Das Üben zu Hause soll dem Erreichen möglichst tiefer Entspannung dienen. Später werden dem Tonband noch Anweisungen für spezielle Probleme hinzugefügt. Das Band endet mit einer Feststellung folgender Art: „In wenigen Augenblicken werden Sie Ihre Augen öffnen und sich erfrischt fühlen ... gut fühlen ... wach ... und ganz lebendig". (Natürlich ist dieser Zusatz nicht vorhanden, wenn das Band dazu dient, den Schlaf zu fördern.)

Wenn Sie sich Hypnosetherapie nicht leisten können – und es ist ratsam, einen Therapeuten mit guter Reputation zu nehmen – dann können Sie sich auch der „do-it-yourself-" Lehrbücher bedienen, die Ihnen zeigen, wie man seine eigenen Selbst-Übertragungs-Tonbänder herstellt. Für individuelle Probleme, einschließlich Tinnitus, gibt es Textbeispiele. Da ich nur geringe Erfahrung mit dieser Art der Selbsthilfe habe, kann ich über deren Wirksamkeit nichts aussagen.

Das Erreichen eines Zustandes tiefer Entspannung oder einer hypnotischen Trance ist eher das Mittel als das Ziel der Therapie. Es ist erstens das *Mittel* zur bewußten Anwendung, Streß zu überwinden (aktive oder angewandte Entspannung), und zweitens zum Entwickeln und Wiederholen von hilfreichen Selbstanweisungen und mentalen Bildern. Wir werden nun beide Anwendungen nacheinander betrachten.

Aktive oder angewandte Entspannung

Wenn Sie es gelernt haben, sich in Ihrem bequemen Stuhl oder gar liegend ‚passiv' zu entspannen, sollten Sie diese Fähigkeit erweitern, um für streßvolle Situationen gerüstet zu sein. Viele der Tagesroutinen lassen sich in entspannter Geisteshaltung wesentlich günstiger und besser abwickeln.

Autofahren ist ein augenfälliges Beispiel. Die hochgezogenen Schultern, die weißen Knöchel der Hände am Lenkrad und das grimmige Gesicht des Fahrers gehören bereits zum Standardrepertoire eines Karikaturisten. Solche Extreme sind leicht zu erkennen, zumal bei anderen. Schwieriger ist es schon, die milderen Formen dieser Reaktionen bei sich selbst zu erkennen.

Wie dem auch sei, bevor Sie Entspannungsverfahren anwenden können, müssen Sie wissen, *wann* sie angewandt werden sollen. Dazu müssen Sie Ihre Wahrnehmungsfähigkeit für die zu Spannungen führenden körperlichen Reaktionen verbessern. Diese Wahrnehmung muß frühzeitig einsetzen, noch bevor die Spannung so übermäßig stark wird, daß auch die Anwendung der Entspannung nicht mehr hilft. Das können Sie üben, indem Sie im Tagesablauf zeitweilig innehalten und überprüfen, ob Sie mehr Energie aufwenden, physisch oder emotional, als unbedingt notwendig ist. So kann eine gelegentliche Überprüfung, wie angespannt Ihre Gesichtsmuskeln sind, sehr aufschlußreich sein, weil es Ihren tatsächlichen Gemütszustand anzeigt.

Das Ziel dieser Bemühungen soll sein, daß Sie auf eine neue Art an all Ihre Aktivitäten herangehen.

Manche Therapeuten sehen dies als eine Entwicklung hin zu einer generellen Philosophie des ‚Einklangs mit den Lebensumständen'. Kurz gesagt, ohne die eigentlich notwendige Vertiefung kann diese Philosophie wie folgt ausgedrückt werden:

- Voll akzeptieren, daß das Leben unvermeidlich Probleme aufwirft und sich täglich etwas ereignen kann, das wir nicht wünschen.
- Mit Ruhe unerwünschte Ereignisse akzeptieren und sich fragen, ob sie geändert werden können.
- Mit Überzeugung anerkennen, daß viele Dinge nicht geändert werden können. Was einmal gesagt oder getan wurde, kann nicht ungeschehen gemacht werden. Akzeptieren, daß unser Einfluß auf das Verhalten anderer oftmals begrenzt ist.
- Erkennen, daß eine Situation oftmals durch Vorausdenken verbessert werden kann – durch eine Haltung, in der man sich selbst und andere akzeptiert und sich bemüht, seine Angelegenheiten zu einem positiven Abschluß zu bringen, anstatt sie negativ zu betrachten.

Die Anwendung dieser Philosophie des ‚Einklangs mit den Umständen' bei Tinnitus und der Höreinschränkung, die oftmals ebenfalls vorhanden ist, bedeutet, zu akzeptieren, daß

- man eine Behinderung hat,
- man nicht immer 100prozentig hört, was gesagt wird,
- sich die Mühe, sich zu konzentrieren, nicht immer lohnen wird,
- man nicht jede Theateraufführung genießen wird,

und so weiter.

Wenn Sie darüber nachdenken, werden Sie vielleicht erkennen, daß diese Situationen, zumindest teilweise, schon bestanden, bevor Tinnitus überhaupt für Sie zu einem Problem wurde.

Auf Kommando entspannen

Um all diese Ratschläge umsetzen zu können, möchten Sie vielleicht zu Anfang einige spezielle Techniken kennenlernen, die Entspannung auf Kommando ermöglichen. Die Idee ist, ein Stichwort, einen Satz oder ein mentales Bild zu wählen und mit einer Entspannungserfahrung, die unter idealen Umständen erreicht wurde, zu verbinden. Das kann bei Ihren täglichen passiven Entspannungsübungen geschehen. Eine Methode ist, ein Wort wie „Ruhe“ zu sagen, während Sie ausatmen, um die natürliche Entspannung des Moments mit auszunutzen. Wenn Sie diese Technik in einer Streßsituation anwenden, atmen Sie ein, halten kurz den Atem und die Spannung und entlassen dann den Atem unter Nachlassen der Spannung. Stichworte, die als hilfreich bezeichnet wurden, sind „ruhig“, „frei“ und „gelassen“.

Entspannung kann statt mit Worten auch mit visuellen Vorstellungen verbunden werden. Das gewählte Bild sollte in Ihnen ein Gefühl der Ruhe erzeugen, wie etwa ein geliebter Ort oder eine Strandszene. Dieses Bild können Sie in Ihr Gedächtnis rufen, wenn Sie gereizt, nervös oder frustriert sind. Dadurch gelingt es, diese negativen Gedanken und Gefühle zu ‚entspannen‘, wodurch Sie mit Ihrer augenblicklichen Tätigkeit fortfahren können.

Der erste Schritt zur Erweiterung Ihrer Entspannungsfähigkeit besteht darin, Entspannung auf so einfache Tätigkeiten wie Spazierengehen oder aufrechtes Sitzen auf einem Stuhl anzuwenden.

Tinnitus mag zwar ständig anwesend sein, was nicht bedeutet, daß Ihre Reaktion darauf unveränderlich ist. Augenblicke der Spannung werden auftreten, wenn Hören oder Konzentration eingeschränkt sind, wenn Müdigkeit Ihre Konzentrationsbemühungen mindert, oder wenn in einer ruhigen Umgebung die Geräusche besonders zu hören sind. Wichtig ist zu erkennen, welche Situationen Ihre emotionalen Reaktionen auslösen (siehe ‚Tagebuch‘). Dadurch sind Sie darauf vorbereitet und können Entspannung so rechtzeitig anwenden, daß Sie nicht in Streß geraten und emotional reagieren.

Vorstellungsübungen

Um nicht gleich mit der schwierigeren Aufgabe zu beginnen, Entspannung in realen Situationen anzuwenden, können Sie zunächst Ihre bildhafte Vorstellungskraft trainieren. Dazu listen Sie Situationen, die Sie belasten, von der geringsten bis hin zur schlimmsten auf. Nehmen Sie sich diejenige, die Sie am wenigsten belastet, als erste vor und machen sich davon ein lebendiges Bild für ca. 10-20 Sekunden; dann schalten Sie bewußt auf Entspannung um. Wiederholen Sie den Vorgang mit diesem Bild so oft, bis Sie Ihre negativen emotionalen Reaktionen darauf leicht meistern können. Danach nehmen Sie sich die nächste Situation aus Ihrer Liste vor.

Umschalten der Aufmerksamkeit

Nur Ihrem Tinnitus zuzuhören, mag Sie bedrücken, deprimieren. In diesem Fall können Sie Elemente aus Ihren Entspannungsübungen benutzen, indem Sie wechselweise aufmerksam Ihren Geräuschen zuhören und wieder davon wegschalten, um tiefe Entspannung zu erreichen. Für das Wegschalten ist es hilfreich, ein anderes Geräusch zu haben, auf das man sich konzentrieren kann. Dazu könnte die Aufnahme (CD, Schallplatte, Kassette) mit Entspannungssuggestionen, Entspannungsmusik oder einfach ein Umgebungsgeräusch, das ja immer vorhanden ist, dienen. Wenn Sie aber eine gute Vorstellungskraft für mentale Bilder haben, dann verwenden Sie diese. Ein Lieblingsbild bindet Ihre Aufmerksamkeit vielleicht stärker als ein von außen kommendes Geräusch oder Musikstück.

Verändern Sie Ihr Wahrnehmungsvermögen für Tinnitus

Sie werden sicher schon bemerkt haben, daß ein und dasselbe Musikstück manchmal als angenehm und ein andermal als unangenehm empfunden wird. Dies illustriert die Wechselhaftigkeit Ihres Wahrnehmungsvermögens gegenüber Ton-Eindrücken (Musik, Geräusche), selbst wenn sie in völlig gleicher Weise wiedergegeben werden. Wenn das der Fall ist, könnte dann nicht auch Ihr Tinnitus auf unterschiedliche Weise wahrgenommen werden?

Es gibt immerhin einige Menschen, die ihren Tinnitus *mögen* und sich ohne ihn verloren vorkämen. Wie ist so etwas möglich?

Bei der Entstehung des Tinnitus kann eine feine Veränderung im Wahrnehmungsvermögen eingetreten sein. Sie nehmen ja zunächst automatisch an, daß die Geräusche extern sind – ein Rumpeln von Lastwagen oder aus dem Rohrsystem des Hauses. Später erst werden Sie erkennen, daß die Geräusche in Ihrem Körper entstehen, da sie Ihnen überall hin folgen. Nun werden die Geräusche als viel unheilvoller angenommen. Sie werden sogar als kaum beeinflußbar und als mögliches Anzeichen einer ernsten Erkrankung betrachtet.

Wenn Sie bereits in der Lage sind, sich schnell und leicht zu entspannen, können Sie mit der Art, wie Sie die Geräusche wahrnehmen, experimentieren. Zur Probe, ob es bei Ihnen wirkt, stellen Sie einmal einen alten, laut tickenden Wecker neben sich, während Sie eine Entspannungsübung machen. Hören Sie auf das Ticken und stellen Sie sich folgendes vor:

Der Mechanismus (Zahnräder – Klinken – Federn) erzeugt das Ticken. – Sie sehen im Geiste diesen Mechanismus – Sie sehen ihn größer werden, wodurch sein Ticken lauter wird – lauter und lauter – Stahl gegen Stahl – Krachen und Knacken – Klinken wie große Hammer – das Ticken betäubt Sie – die Erschütterungen durchdringen Ihren Körper – der Wecker verschlingt Sie – Sie sind nun umgeben vom Mechanismus einer riesigen Uhr.

Nun stellen Sie sich diesen Vorgang rückläufig vor.

Sie entkommen der Uhr – Sie sehen Sie vor sich stehen – das Ticken wird umso leiser, je mehr Sie sich entfernen – der Mechanismus zieht sich wieder zusammen – er wird wieder kleiner – rückt in die Ferne – ist nun so klein und niedlich – kaum vorstellbar, wie er funktioniert – das Ticken ist kaum noch wahrnehmbar.

Diese Übung demonstriert (soweit sie bei Ihnen funktioniert), daß Ihre Wahrnehmungsfähigkeit von Geräuschen veränderbar ist. Jetzt liegt es bei Ihnen, mit Vorstellungen zu experimentieren, die die Wahrnehmungsfähigkeit Ihrer eigenen Geräusche verändern. Hier noch einige Vorschläge:

• Vorstellungen veräußerlichen

Tinnitus wird selten so wahrgenommen, als sei er außerhalb des Kopfes. Er wird gewöhnlich „im Kopf" oder „in den Ohren" gehört. Wir betrachten unsere geistigen Sinne als in unserem Kopf befindlich – obgleich es für sie keine körperliche Zuordnung gibt, und deshalb stellen Geräusche im Kopf ein Eindringen in unseren ganz persönlichen Bereich dar. Aus diesem Grunde ist es vorteilhaft, die Wahrnehmung der Geräusche zu veräußerlichen.

Als Beispiel betrachten Sie einmal Ihre Pulsgeräusche folgendermaßen: Sie befinden sich auf dem Deck eines Ozeandampfers, und während Sie sich dort ausruhen, hören Sie das beruhigende Klopfen der Schiffsmaschine, das Sie in den Schlaf lullt.

• Vorstellungen entrücken

Man kann auch Vorstellungen entwickeln, die zwischen sich und dem Geräusch eine räumliche Entfernung herstellen, wodurch es in die Außenwelt verlagert wird. Beispiele von Vorstellungen hierzu sind:

(1) Das Geräusch ist Nebel, der Sie einhüllt; Sie schwimmen durch den Nebel hindurch in den Sonnenschein.
(2) Sie fahren mit Ihren Geräuschen in einem Aufzug abwärts. Sie fahren dann wieder aufwärts und lassen die Geräusche zurück.

• Positive Vorstellungen

Das Beispiel mit der Schiffsmaschine illustriert ein weiteres Prinzip. Das Geräusch wird als Teil einer angenehmen Szenerie wahrgenommen. Das Pfeifen in Ihrem Ohr wird zum Rascheln von Herbstblättern oder zum Summen der Telegraphenleitungen, die in einer Sommerbrise vibrieren. Die Vorstellung, die Sie wählen, ist von Ihren Erinnerungen und den dadurch ausgelösten Assoziationen abhängig. Je mehr Übereinstimmung zwischen Ihrem Vorstellungsbild und Ihrem Tinnitusgeräusch erreicht werden kann, umso besser.

• Auflösende Vorstellungen

Hierbei beeinflussen Sie die Vorstellung. Einige Beispiele:

(1) Das Geräusch wird von einer Maschine erzeugt, die Sie mit einem Hebel bedienen können; wenn Sie den Hebel anziehen, verringert sich das Geräusch.
(2) Das Geräusch entsteht durch das Entweichen von Gas aus einem Zylinder; Sie drehen langsam das Ventil zu, wodurch das Geräusch des strömenden Gases aufhört.

Die Vorstellungen, die Sie bei den Wiederholungen Ihrer Entspannungsübungen wählen, sind wahrscheinlich sehr persönlicher, individueller Art. Um zwischen ihnen umschalten zu können, werden Sie mehrere benötigen. Solche Experimente mit Vorstellungsbildern sind besonders dann erfolgreich, wenn Sie bereits zur Tiefentspannung fähig sind. Da diese Techniken bisher nicht systematisch überprüft wurden, kann ich Ihnen auch nicht versprechen, daß sie wirksam sind. Zahlreiche Berichte in der Fachliteratur bestätigen jedoch, daß einigen Menschen dadurch geholfen wurde.

Forscher aus New York haben eine überraschend einfache Methode beschrieben, welche dem Arbeiten mit bildhaften Vorstellungen ähnlich ist. Durch sorgfältige Messungen suchen sie ein externes Geräusch, das mit dem Tinnitus des Klienten exakt in Tonhöhe und Lautheit übereinstimmt. Bei der Anwendung wird dann die Intensität des externen Geräusches in kleinen Stufen herabgesetzt. Die Aufgabe des Klienten besteht darin, sich auf die Reduzierung der Lautheit des eigenen Geräusches zu konzentrieren, bis es dem externen Geräusch wieder gleicht. Das externe Geräusch wird dann jeweils weiter reduziert. Auch zu dieser Methode kann nur gesagt werden, daß sie offenbar einigen Menschen geholfen hat, ihren Tinnitus als weniger bedrückend zu empfinden. In einem Fall blieb das Geräusch sogar für einige Stunden aus.

Schlaflosigkeit

Nahezu die Hälfte aller Personen, die Tinnitus-Sprechstunden aufsuchen, haben Einschlafschwierigkeiten oder wachen nachts häufig auf. Bei einer Umfrage unter der britischen Bevölkerung gab jeweils eine unter zwanzig Personen an, daß ihr Schlaf durch Tinnitus gestört würde.

Medikamentöse Behandlung der Schlaflosigkeit kann zur Abhängigkeit von Schlaftabletten führen, und dies macht Tinnitusbetroffene oftmals besorgt. Es ist jedoch nicht unvernünftig, beim anfänglichen Aufkommen der Ohrgeräusche, wenn der Schlaf noch besonders gestört ist, entsprechende Medikamente zu verwenden. Wenn die Schlaflosigkeit aber einige Monate anhält, muß man über eine Alternative zur Ruhigstellung nachdenken.

Schlafstörungen können auch ein Zeichen von Depressionen sein, doch können sie genauso gut ohne Depressionen auftreten. Sehr frühes morgendliches Erwachen ist die häufigste Form der mit Depressionen verbundenen Schlaflosigkeit. Wenn Sie vermuten, daß Ihr Problem auf ernsthaften depressiven Verstimmungen beruht, sollten Sie einen Fachmann (Psychotherapeuten, Psychiater) zu Rate ziehen.

Es ist verständlich, daß Tinnitus in den stillen Abendstunden stärker zu bemerken ist. Die Umgebungsgeräusche der Stadt nehmen während der Nachtzeit als Folge des nachlassenden Verkehrs sehr stark ab. Zu diesen Zeiten scheint der Tinnitus lauter zu werden und kann wie jede andere Ablenkung den Schlaf behindern. Erstaunlich bleibt jedoch, daß die Fähigkeit zu schlafen durch Tinnitus mitunter überhaupt nicht beeinflußt wird.

Bevor Sie also Tinnitus für Ihre Schlafprobleme verantwortlich machen, sollten Sie andere mögliche physische oder psychische Ursachen überdenken. Nahezu jede Krankheit kann den Schlaf beeinträchtigen, wie auch bestimmte Medikamente, die zur Behandlung einer Erkrankung genommen werden. Auch Koffein in Tee und Kaffee sowie Appetitzügler können den Schlaf behindern. Falls Sie vor kurzem Opfer eines Diebstahls oder Raubes geworden sind, werden Sie natürlich kaum gut schlafen können. Wenn Sie arbeitslos sind und während des Tages ein Nickerchen machen, werden Sie sich natürlicherweise abends weniger müde fühlen. Wieviel Schlaf jemand benötigt, um sich erfrischt zu fühlen, ist völlig unterschiedlich; ein normales Maß liegt zwischen fünf und zehn Stunden. Mit zunehmendem Alter nimmt das Schlafbedürfnis oftmals ab.

Physische Abhängigkeit von Schlaftabletten

Werden jede Nacht Schlaftabletten genommen, nimmt deren Wirkung mit der Zeit ab. Nach einigen Monaten glaubt man, ohne die Tabletten nicht mehr einschlafen zu können, was einenTeufelskreis in Gang setzt. Je größer die physische Abhängigkeit, desto wahrscheinlicher wird sich beim Absetzen der Tabletten eine rückwirkende Schlaflosigkeit einstellen. Als Ergebnis wird die betroffene Person Zweifel an ihrem Vermögen entwickeln, schlafen zu können, und in der Meinung bestärkt werden, daß die Tabletten notwendig sind. Jede Ankündigung des Tablettenentzugs wird daher Besorgnis hervorrufen. Und die Befürchtung, nicht einschlafen zu können, verstärkt wiederum die Einschlafschwierigkeiten.

Wenn Sie die Schlaftabletten absetzen oder reduzieren möchten, sollten Sie den Arzt, der sie verschrieben hat, konsultieren. Mir fiel auf, daß bei den Patienten häufig Unklarheit darüber besteht, wozu ein Medikament verschrieben wurde, besonders dann, wenn jemand viele unterschiedliche Tabletten einnimmt. Natürlich sind nicht alle abendlich eingenommenen Tabletten auch Schlaftabletten.

Das Absetzen von Schlaftabletten sollte langsam über mehrere Wochen geschehen, da ein plötzliches Aussetzen zu verstärkter Schlaflosigkeit, Angstgefühlen und anderen Nebenwirkungen führen kann. Außer diesen negativen Auswirkungen gibt es aber auch einige positive wie: geringere Schläfrigkeit tagsüber, geringere Gereiztheit und besseres Arbeiten durch einen klaren Kopf.

Schlaf ohne Medikamente

Für ausführliche Beschreibungen von psychologischen Techniken sollte der Leser auf spezielle Bücher zu diesen Themen zurückgreifen. Ich werde in diesem Abschnitt nur allgemeine Prinzipien darstellen. Tinnitus ist außerdem mit besonderen Problemen verbunden, die ich auch mit einbeziehen möchte. Falls

Sie beabsichtigen, Ihre Schlafgewohnheiten zu ändern, sollten Sie ein *Schlaf-Tagebuch* führen. Das Minimum an Aufzeichnungen sollte aus Einschlafzeit, Aufwachzeit und Häufigkeit des nächtlichen Erwachens bestehen. Auf diese Weise werden Sie Ihre Fortschritte über einen langen Zeitraum überprüfen können.

Allgemeine Prinzipien:

Schlafengehen

- Gehen Sie müde ins Bett. Versuchen Sie nicht, mehr Schlaf durch frühes Zubettgehen zu erreichen. Seien Sie während des Tages aktiv und machen Sie keine Nickerchen.
- Sie sollten im Bett nicht lesen, fernsehen oder essen, es sei denn, Sie haben die Erfahrung gemacht, daß es Ihnen beim Einschlafen hilft.
- Denken Sie im Bett nicht über das Einschlafen oder die Tagesaktivitäten nach. Versuchen Sie statt dessen, Ihre Muskeln zu entspannen, und geben Sie sich angenehmen Gedanken hin.
- Gelingt es Ihnen nicht, innerhalb von 15 Minuten einzuschlafen, stehen Sie sofort auf und beschäftigen Sie sich möglichst in einem anderen Raum – zum Beispiel mit Lesen. Gehen Sie erst wieder ins Bett, wenn Sie müde sind.
- Stellen Sie Ihren Wecker, um jeden Morgen zur selben Zeit aufzustehen, und zwar unabhängig davon, wieviel Schlaf Sie in der Nacht davor hatten.

Schlaf kann man nicht willentlich herbeiführen, deshalb sollte das oberste Gebot sein, ihn nicht erzwingen zu wollen, sondern günstige Bedingungen zu schaffen, unter denen der Schlaf leichter eintritt.

Das bedeutet, regelrechte Schlafgewohnheiten zu entwickeln, vor dem Zubettgehen Entspannung zu praktizieren und das Bett zum Schlafen zu benutzen, statt in ihm zu lesen oder sich sorgenvollen Gedanken hinzugeben. Also, wenn sich der Schlaf nach 15 Minuten nicht eingestellt hat, ist zu empfehlen, das Bett zu verlassen und sich irgendwo anders zu beschäftigen. Kehren Sie nach etwa 30 Minuten ins Schlafzimmer zurück. Falls der Schlaf dann immer noch nicht kommt, wiederholen Sie diese Aktion – wenn nötig die ganze Nacht.

Nächtliches Erwachen

Wenn Ihr Schlaf häufig wegen zeitweiser Schlaflosigkeit unterbrochen wird, ist es nicht ratsam, im Bett zu bleiben und sich darüber zu sorgen, wie müde man am nächsten Morgen sein wird.

Gehen Sie statt dessen in einen anderen Raum und, wenn Sie mögen, machen Sie sich ein Getränk, setzen Sie sich in einen bequemen Stuhl und beschäftigen Sie sich mit Dingen, die Sie nicht zu sehr stimulieren oder „fesseln". Wenn Sie sich müde fühlen, gehen Sie ins Bett, und wenn Sie nicht innerhalb 15 Minuten einschlafen, wiederholen Sie diesen Zyklus.

Es kann sein, daß Sie die Angewohnheit entwickelt haben, jede Nacht um die gleiche Uhrzeit zu erwachen, gefolgt von einem gewohnheitsmäßigen Gang zur Toilette oder in die Küche, um sich ein Getränk zu machen. Danach sind Sie dann völlig wach. Statt diesem Drang, sofort aufzustehen, zu folgen, sollten Sie wenigstens weitere 15 Minuten im Bett bleiben und sich mit Entspannung beschäftigen; manchmal stellt sich dabei dann der normale Schlaf wieder ein. Wenn das nicht wirkt, sollten Sie dem Rat folgen, für etwa 30 Minuten aufzustehen.

Schlaflosigkeit und Tinnitus

Es ist allgemein bekannt, daß uns laute Geräusche Schlaflosigkeit bescheren. Wir wissen auch, daß es möglich ist, laute Geräusche, die vertraut und unbedeutend sind, zu ignorieren. Ein lauter Tinnitus wird folglich zu Anfang den Schlaf beeinträchtigen, später jedoch wird sich der Betroffene auf die Anwesenheit der Geräusche einstellen und wie früher normal schlafen können. Tinnitus kann durchaus jemanden wachhalten, nicht weil er laut ist, sondern weil er besorgniserregend und lästig ist.

Eine Möglichkeit, nachts mit der Aufdringlichkeit der Geräusche klarzukommen, ist, sich eine wiederholbare Aktivität zu suchen, die gleichzeitig die Aufmerksamkeit ablenkt und das Geräusch teilweise maskiert. Ein Masker, abends vor dem Schlafengehen getragen, kann als Einschlafhilfe dienen. (Siehe Kap. 10). Wenn man Glück hat, ist der Tinnitus nach dem Gebrauch des Maskers leiser. Ein Im-Ohr-Gerät kann nachts bequem, ohne hinderlich zu sein, getragen werden. Sie können sich auch das Rauschen eines zwischen zwei Sendern eingestellten Radiogerätes oder, falls Sie entspannende Musik vorziehen, diese Musik anhören.

Sich nachts im Bett eine Entspannungs-Kassette anzuhören, kann sowohl ablenkend wie maskierend wirken (soweit es Ihren Partner nicht stört). Das Problem des Bandwechselns kann mit einem Endlosband oder einem Auto-Reverse-Recorder gelöst werden. Auch kann ein besonders langes Band verwendet werden, und das Abschalten durch eine Zeituhr erfolgen. Die meisten Radio-Kassetten-Wecker haben die Möglichkeit, nach voreingestellter Zeit abzuschalten.

Eine andere Methode, die Aufmerksamkeit vom Tinnitus abzulenken (die obendrein entspannend ist), ist die schon erwähnte Methode, Muskeln anzuspannen und zu entspannen. Es dauert eine Weile, bis alle Muskelgruppen durchgearbeitet sind, besonders wenn Sie es langsam angehen. Die Muskeln sollen nur leicht angespannt werden, gerade so viel, um die Anspannung zu empfinden. Dann, während des Entspannens, konzentriert man sich auf das warme, prickelnde Gefühl, das dabei entsteht. Arbeiten Sie sich von den Zehen bis zum Kopf hoch und folgen Sie den Anweisungen, die Sie in Büchern über Progressive Muskelentspannung finden. Wenn Ihre Gedanken wieder zum Tinnitus oder zu anderen Sorgen wandern, führen Sie diese zu Ihrer Übung zurück. Das ist sicherlich eine bessere Methode, als Schafe zu zählen.

Abschließende Bemerkung

Manche der vorgestellten Techniken sind kaum mehr als vielversprechende Ideen, andere hingegen sind langjährig erprobt. Da nur als allgemeiner Überblick gedacht, fehlt diesem Kapitel vielleicht gerade das Detail, das Sie benötigen. Vielleicht haben Sie auch Schwierigkeiten, allgemeine Prinzipien auf Ihre spezielle Situation anzuwenden. Wenn dies der Fall ist, sollten Sie Ihr Wissen durch entsprechende Literatur vertiefen. Alternativ könnten ein paar Stunden mit einem professionellen Therapeuten ausreichen, um Ihr Selbsthilfeprogramm in Schwung zu bringen.

Auch örtliche Tinnitus-Selbsthilfe-Gruppen können wertvolle Hilfe bieten. (Siehe Kap. 11)

Falls Sie, nachdem Sie anfangs mit Ihrem Tinnitus ganz gut zurecht gekommen sind, nun doch das Gefühl haben, nicht weiter voranzukommen, sollten Sie sich nicht scheuen, einen Experten aufzusuchen. Die von mir in den beiden letzten Kapiteln beschriebenen Techniken sind *keine Wundermittel für alle Streßsituationen des Lebens oder für alle Probleme, die Tinnitus aufwirft.*

10. Das Umfeld verändern

Um die Tinnitusproblematik zu erleichtern, gibt es drei grundlegende Strategien zur Veränderung des Umfeldes.

- *Aufmerksamkeit bindende Aktivitäten:*
  Aktivitäten arrangieren, die Ihre Aufmerksamkeit gefangennehmen und kaum Zeit lassen, dem Tinnitus zuzuhören.
- *Maskierung:*
  Für externe Geräusche sorgen, die Ihre Kopfgeräusche überdecken.
- *Soziales Umfeld anpassen:*
  Ihre Familie und Freunde bitten, auf Sie anders zu reagieren, oder selbst versuchen, sich Familie und Freunden gegenüber anders zu verhalten, damit der Tinnitus Ihre persönlichen Beziehungen nicht belastet.

Vielleicht sind einige dieser Strategien für Sie nicht anwendbar. Zum Beispiel, wenn die Kopfgeräusche zu stark sind und nicht völlig maskiert werden können, und wenn das Gehör zum Tragen eines Tinnitus-Maskers nicht mehr gut genug ist, weil dann das Maskiergeräusch nicht mehr in angenehmer Lautstärke angeboten werden kann. Die Anwendung der anderen Strategien ist von der Art Ihres Tinnitus und Ihren Lebensumständen abhängig. Wahrscheinlich werden Sie diese Strategien Ihren jeweiligen persönlichen Umständen entsprechend anpassen müssen.

Einige dieser zu treffenden Maßnahmen bestehen aus einer Kombination mehrerer Strategien. Ein gutes Beispiel dafür ist die Versorgung mit einer Hörhilfe, worauf ich gleich zu sprechen komme.

Das Gehör und Tinnitus

Über Hörschwierigkeiten, die mit Tinnitus einhergehen, haben wir schon im 2. Kapitel gesprochen. Daß Tinnitus Ihre Hörfähigkeit beeinträchtigt, ist durchaus möglich, aber ohne eine gründliche audiologische Überprüfung kann man nicht sicher sein, ob das Problem primär vom Tinnitus oder von einem Hörverlust herrührt. Eine teilweise Hörminderung, etwa auf einem Ohr oder im Bereich bestimmter Frequenzen, ist durchaus nichts Ungewöhnliches. In so einem Fall sollte die Anwendung eines Hörgerätes bedacht werden. Wenn Sie völlig taub sind, sind die Strategien zur Veränderung des Umfeldes nur in geringem Umfang anwendbar; dann sollten Sie sich mehr an die Methoden der Kapitel 8 und 9 halten.

Hinsichtlich der Wirkung der Umweltgeräusche auf Tinnitus können wir zwei Haupttypen des Tinnitus unterscheiden. Der eine Typ, zum Glück ist er in der Minderheit, wird nach der Beschallung lauter, und der Betroffene wird die Stille vorziehen. Der andere Typ wird durch externe Geräusche maskiert, wodurch der Betroffene die Stille meidet. Die Wirkung der externen Geräusche hängt jedoch weitgehend von deren Intensität ab, so wird gewöhnlich einer Umgebung der Vorzug gegeben, die weder zu laut noch zu leise ist. Viele Menschen bekamen das Klingeln in den Ohren erst, nachdem sie einer derart lauten Beschallung ausgesetzt waren, wie man sie normalerweise meidet.

Ob Sie nun weiterhin wie gewohnt Ihrer Arbeit und den sozialen Aktivitäten nachgehen oder sie verändern, wird von verschiedenen Faktoren abhängen.

Ich habe von Klienten gehört, die ihr Haus gewechselt haben, um der Stille zu entgehen – oder um die Stille zu finden. Für viele der Betroffenen ist es eine Frage des Abwägens zwischen dem Vergnügen eines Theaterbesuchs oder einer Party und dem Mißvergnügen, das sich durch die störenden Geräusche oder die Hörprobleme dabei ergibt. Wahrscheinlich wird für Ihre jeweilige Entscheidung Ihre augenblickliche Stimmung und die Lautheit des Tinnitus den Ausschlag geben. Wenn diese Faktoren unvorhersehbar sind, wird eine Vorausplanung schwierig werden. Deshalb ist es wichtig, daß Ihrer Familie und Ihren Freunden bewußt ist, welche Schwierigkeiten Sie haben. Sie müssen wissen und akzeptieren, daß es für Sie Augenblicke gibt, in denen Sie sich völlig zurückziehen möchten.

Es braucht wohl kaum gesagt zu werden, daß eine Strategie des Vermeidens zweischneidig ist. Ohne die Gesellschaft anderer und die Stimulierung durch sie werden sich Ihre Gedanken wahrscheinlich häufiger dem Tinnitus und seinen depressiven Auswirkungen zuwenden. In diesem Fall sollten Sie sich an die allgemeine Regel halten: Verhalten Sie sich normal und tolerieren Sie, so gut es irgend geht, die unerwünschten Auswirkungen Ihrer Gehörbeeinträchtigung.

Ein weiteres Phänomen, das Sie vielleicht stören wird, ist der Eindruck, daß die Sie umgebenden alltäglichen Geräusche unangenehm laut sind und in Ihrem Kopf widerhallen. Daraus kann sich eine Aversion oder gar eine Phobie auf bestimmte Geräuscharten entwickeln. Auf dieses Thema werde ich später noch eingehen.

Hörgeräte zur Tinnituskompensation

In zunehmendem Maße wird erkannt, daß bei der Tinnitusverdeckung der Einsatz eines Hörgerätes, als Mittel der ersten Wahl, einen Versuch lohnt, selbst dann, wenn der Grad der Hörminderung eine Verschreibung noch nicht rechtfertigen würde. Ist die Hörminderung oder der Tinnitus beidseitig, sollte auch beidseitig versorgt werden. Wie bereits erwähnt, könnte Ihr Problem aus dem gleichzeitigen Auftreten von Hörminderung und Tinnitus bestehen, wenn Sie Schwierigkeiten beim Zuhören und besonders bei Gesprächen in Gruppen haben.

Da jedoch Tinnitus die offensichtliche Ursache zu sein scheint, wird man darin vorschnell die einzige Erklärung suchen.

Es stellte sich heraus, daß eine Hörhilfe neben der Verbesserung des Gehörs auch quälende Kopfgeräusche mindern kann. Die Hörhilfe unterstützt die Maskierung (siehe auch unter ‚Maskierung'), sowohl durch die geringen Eigengeräusche des Gerätes als auch durch die vom Gerät verstärkten Geräusche, die man außer dem Tinnitus gern hören möchte. Zwar sind die Hörgeräte zum Überdecken von Tinnitus ganz allgemein weniger wirkungsvoll als die Masker, doch könnte sich ihr Vorteil als Hörhilfe nach einer gewissen Tragezeit herausstellen.

Aufmerksamkeit bindende Aktivitäten

Die Rolle, die die Aufmerksamkeit spielt, wurde in den Kapiteln 5 und 6 erklärt. Der einfachste Weg, mit Tinnitus klar zu kommen, besteht darin, sich in Beschäftigungen einzulassen, die hohe Konzentration fordern und den Tinnitus zeitweise vergessen lassen. Wenn diese Beschäftigung obendrein ein Geräusch verursacht, um so besser. Vielleicht hilft ein Rumhämmern auf einer alten Schreibmaschine oder eine besonders fesselnde Handarbeit. Ich stellte fest, daß diese Strategien hauptsächlich in der Anfangszeit des Tinnitus angewandt werden, um zunächst mal mit ihm zurecht zu kommen. Jedoch liefern sie nur vorübergehende Erleichterung und können, intensiv angewandt, ermüdend wirken. Haben Sie erst einmal Toleranz erworben, wird das Bedürfnis für diese Strategien nachlassen, und Sie werden feststellen, daß Sie Ihren Tinnitus selbst in Zeiten normaler Aktivitäten nicht bemerkt haben.

Maskierung

Das Prinzip der Maskierung ist, daß ein lauteres Geräusch ein leiseres überdeckt und dadurch nur noch das lautere gehört wird. Wie ist das nun bei Tinnitus anwendbar? Da Kopfgeräusche gewöhnlich leiser als externe Geräusche sind, werden sie häufig bereits durch Verkehrs-, Büro- oder Fabriklärm maskiert. Nur in der stilleren Umgebung und abends zu Hause werden sie wieder bemerkt.

So kann es passieren, daß Stadtbewohner, die sich aufs Land zurückgezogen haben, plötzlich bemerken, wie der Tinnitus in Ihre friedliche Stille eindringt.

Je lauter der Tinnitus, um so seltener findet eine Maskierung durch die Umweltgeräusche statt. Falls Ihr Tinnitus in der Lautheit variiert, werden Sie an manchen Tagen eine völlige Überdeckung, an anderen Tagen nur eine Teilüberdeckung erleben. Die Maskierung eines externen Geräusches mit einem anderen ist allerdings nicht genau das gleiche Phänomen wie die Maskierung der Kopfgeräusche. Das erstere unterliegt einfacheren Gesetzen. Die Maskierung eines physikalischen Geräusches durch ein anderes ist ein eindeutiges Phänomen, doch Kopfgeräusche haben die Eigenart, Maskiergeräusche zu durchbrechen und wieder hörbar zu werden.

Das mag daran liegen, daß Tinnitus diesbezüglich kein ‚richtiges' Geräusch ist, da es keiner quantifizierbaren physikalischen Kraft entspricht. Wenn Tinnitus das Maskiergeräusch durchbricht, hört man beide Geräusche gleichzeitig. So einer ‚Teilmaskierung' könnte jedoch der Vorzug vor keiner Maskierung gegeben werden, da dadurch zumindest der Tinnitus relativ weniger laut und somit auch weniger bemerkbar ist.

Die heutzutage käuflich erhältlichen, tragbaren Maskiergeräte erzeugen einfach nur zischende Geräusche. Ähnlichen Nutzen können Tonbandaufnahmen mit Stimmen oder Musikstücken haben, soweit sie Ihre Geräusche verdecken. *Tragbare Kassettenrecorder* spielen hierbei eine nützliche Rolle. Von der ‚Musiktherapie' Begeisterte empfehlen die Benutzung speziell präparierter Tonbänder mit klassischer Musik. Diese Aufnahmen, die vor allem die hochtonigen Anteile der Musik enthalten, sollen das Gehirn ‚aufladen und kräftigen'. Wenn Sie das glauben, werden Sie sicher auch entdecken, daß sie verborgene Schöpferkraft in Ihnen freisetzen und Sie von Leiden aller Art heilen werden!

Die ideale Art der Umweltmaskierung zu finden gelingt nur durch Versuche. Abends könnten Maskierungsgeräusche, die Sprache oder Musik zum Inhalt haben, zu stimulierend sein und Sie wach halten. Besser dient diesem Zweck dann ein bedeutungsloses Geräusch, wie das Rauschen, das man mit einem Radio erzeugen kann, indem man es zwischen zwei Sendern einstellt. Natürlich haben Sie mit einem eigenen Kassettenrecorder die größtmögliche Auswahl an Geräuschen zur Verfügung, ob inhaltsvoll oder bedeutungslos, ganz wie Sie sie benötigen. Manche Kassettenrecorder haben einen graphischen Equalizer, der es Ihnen ermöglicht, Frequenzen anzuheben und auch auszublenden. Auf diese Weise können Sie einen harmonischeren, wirkungsvolleren oder angenehmeren Klang erzeugen. Als Alternative können Sie sich aber auch ein den Tinnitus maskierendes Gerät anschaffen.

Die Anschaffung eines Tinnitus-Maskers

Es gibt verschiedene Aussagen zum Nutzeffekt des Tragens eines Tinnitus-Maskers. Da er bei jedem Menschen anders ausfallen kann, sollten Sie bei Kaufinteresse erst einmal prüfen, was Ihnen der Masker bieten kann und was nicht. Die Anpassung sollten Sie nur von einem qualifizierten Verkäufer, Techniker oder Audiologen machen lassen. Mitunter bringt auch ein Hörgerät bessere Ergebnisse. Bei der Anpassung der Masker werden für den äußeren Gehörgang spezielle Ohrpaßstücke gefertigt, die auch für die externen Geräusche durchlässig sein müssen. Für das Einsetzen des Paßstückes und Einstellen des Gerätes werden Sie eine genaue Anleitung benötigen. Bis alles zufriedenstellend funktioniert, können etliche Besuche nötig werden.

Die Tinnitus-Masker wurden vor mehr als zehn Jahren eingeführt. Die gebräuchlichsten Geräte wurden hinter dem Ohr getragen, genau wie die Hörgeräte. Sie senden ein zischendes Geräusch in den Gehörgang, das sich in der Lautstärke einstellen läßt.

Es wird empfohlen, die *minimal notwendige Lautstärke* zur Überdeckung zu verwenden. Hinsichtlich der Tonhöhe sollten Sie unterschiedliche Modelle testen, da sie darin variieren. *Nur durch Probieren kommen Sie zum besten Ergebnis.*

Sollten Sie den Eindruck gewonnen haben, daß der Tinnitus-Masker ein therapeutisches Mittel zur Heilung ist, so ist dies ein Mißverständnis. Das Gerät ist lediglich eine tragbare unauffällige Geräuschquelle. Mit den richtigen Erwartungen eingesetzt, kann der Masker dazu beitragen, daß Sie lernen, mit dem Tinnitus zu leben. Wie schon gesagt: Dieses Gerät ist ungeeignet für Personen, deren Gehör sehr schlecht oder deren Tinnitus nicht maskierbar ist. Mitunter lohnt sich aber ein vorurteilsfreier Versuch. Getragen wird der Masker in dem Ohr, in dem der Tinnitus am lautesten empfunden wird. Er wirkt aber auch, wenn die Geräusche im Zentrum des Kopfes gehört werden. Wird er im ‚guten' Ohr getragen, kann er auch einen Tinnitus im anderen Ohr maskieren. Die Maskierung beider Ohren kann dann notwendig werden, wenn der Tinnitus im Zentrum des Kopfes oder in beiden Ohren zu hören ist.

Ein Masker sollte nur zur Gewöhnung an die Geräusche getragen werden, *besonders im frühen Stadium des Tinnitus*, also nicht für alle Zeiten. Nach einiger Zeit läßt die Häufigkeit des Tragens ohnehin nach, und die Tragegewohnheiten werden sich so einstellen, wie Ihnen der Masker am besten hilft.

Wenn sich anfänglich bei Ihnen eine negative Einstellung zum Tragen des Maskers entwickeln sollte, sollten Sie ihn trotzdem nicht gleich rundweg ablehnen. Erstens ist die Situation beim kurzen Ausprobieren in der Klinik oder beim Hörgeräteakustiker ganz anders als die Bedingungen zu Hause. Zweitens müssen Sie die Möglichkeit haben, den Masker für wenigstens eine Stunde täglich, etwa vier Wochen lang zu testen. Der Kauf selbst sollte solange zurückgestellt werden, bis Sie vom Nutzen wirklich überzeugt sind. Lassen Sie die Lautstärke gleich so niedrig einstellen, daß Ihr Geräusch gerade überdeckt wird. Ist Ihnen das noch zu laut, sollte es nur auf eine Teilverdeckung eingestellt werden. Eine regelmäßige Anwendung ist zu empfehlen. Wenn Sie jedoch den Masker nur dann benutzen, wenn Ihr Tinnitus besonders quälend ist, wird er keinen grundlegenden Stimmungswandel bei Ihnen herbeiführen können, und Ihr Vertrauen in das Gerät wird sich nur schwer entwickeln. Es gibt weitere gute Gründe, die *regelmäßige* Anwendung zu empfehlen, wovon nun die Rede sein wird.

Was für den Masker spricht

1. Die Gewöhnung der Aufmerksamkeit. Dieser Prozeß wurde in den Kapiteln 5 und 6 beschrieben.

Anhaltende und bedeutungslose Geräusche sind leichter zu ignorieren, d.h. die Aufmerksamkeit läßt sich leichter von ihnen ablenken. Wenn Sie also, statt Ihres Tinnitus, das gleichmäßige Zischen des Maskers hören, wird sich Ihre Aufmerksamkeit leichter auf etwas anderes lenken lassen. Man könnte auch sagen, das Maskiergeräusch ist akzeptabler als der Tinnitus. Das ist vor allem dann der Fall, wenn Ihr Geräusch einen unangenehm hohen Ton hat. Einige Tinnitus-Experten schreiben den Maskiergeräuschen sogar eine dämpfende und leicht beruhigende Wirkung zu.

2. Die eigene Einflußnahme. Durch Forschung wurde nachgewiesen, daß unangenehme Geräusche eher zu tolerieren sind, wenn man sie beeinflussen kann, selbst dann, wenn das nur als eine ungenutzte Möglichkeit besteht. Daraus ergibt sich eine Erklärung, warum Masker-Geräusche leichter zu tolerieren sind. Lautstärke und Zeitpunkt sind nämlich voll beeinflußbar. Somit bietet sich die Möglichkeit, mal von den eigenen Geräuschen „auszuspannen“ und etwas anderes zu hören. Vor allem wird Ihnen das Gefühl vermittelt, daß Sie etwas gegen das eigene Geräusch tun können, besonders wenn es Sie ungewöhnlich quält.

3. Die nachwirkende Maskierung (Nachverdeckung). Bei einigen wenigen Benutzern von Maskern hält der Maskierungseffekt nach dem Abschalten des Gerätes weiterhin an. Völliges Verschwinden des Tinnitus ist selten – eine Studie nennt sieben Prozent der Benutzer, hingegen ist eine teilweise Minderung der Geräusche nicht ungewöhnlich. Leider hält dieser Effekt gewöhnlich nur für Minuten oder Stunden an. Doch ist die daraus erzielte Wirkung mitunter so stark, daß sie den Maskergebrauch nachhaltig beeinflußt. Wenn sich die Wirkung einstellt, kann der Gebrauch des Maskers z.B. auf eine Stunde in den frühen Morgenstunden und in den späten Abendstunden begrenzt werden. Man sagt, daß diese nachwirkende Maskierung von bestimmten Maskiergeräuschen günstiger beeinflußt wird als von anderen. Somit ist es ratsam, Versuche mit unterschiedlichen Maskiergeräuschen oder Tonhöhen zu machen. Um Nachverdeckung zu erzeugen, muß man das Maskiergeräusch für kurze Zeit in der Lautstärke über den minimalen Maskierpegel hinaus anheben. Diese Wirkung des Maskers sollte jedoch nur als ein Extrabonus, nicht als dessen Hauptfunktion betrachtet werden. Das Verschwinden des Tinnitus für einige Minuten bedeutet ja auch nicht, daß der Masker Ihre Geräusche ‚kuriert' hat.

Tragbare Masker

Hinter-dem-Ohr-Gerät. Es sieht aus wie ein Hörgerät und wird auch so getragen. Unterschiedliche Modelle weichen in Charakteristik und Leistung etwas voneinander ab. (Siehe obige Beschreibung).

Im-Ohr-Gerät. Die gesamte Technik befindet sich in einem Gehäuse, das in die Ohrmulde paßt. Es läßt sich leicht und schnell anpassen und kann auch bequem im Bett getragen werden.

Kombinations-Instrument, auch *Tinnitus-Instrument* genannt. Es besteht aus einer Kombination von Hörgerät und Masker und ist in vielen Modellen, auch als *Im-Ohr-Gerät,* erhältlich. Die Anpassung erfordert mehr Kenntnisse als bei den einfachen Maskern, und bei einigen Modellen sind die Einstellungen schwer durchführbar. Wenn die Hörhilfe- und Maskerfunktion nicht gleichzeitig benötigt werden, ist der Einsatz eines Einzelgerätes sinnvoller. Beim Einstellen der kombinierten Geräte soll man immer erst mit der Hörhilfe beginnen, das Maskiergeräusch ist danach hinzuzufügen. Auf diese Weise kann die Maskierung mit einem niedrigeren Pegel erreicht werden.

Programmierbarer Masker. Dieses Gerät wird am Körper getragen und liefert ein Geräusch, das über Kopfhörer angeboten wird. Das für den Benutzer benötigte Geräusch wird in vorhergehenden Tests optimal ermittelt und der Masker mit diesem Ergebnis programmiert. Diese Methode ermöglicht die Auswahl von Maskiergeräuschen, die leiser, akzeptabler oder wirksamer bei der Nachverdeckung sind.

Was beweist, daß Masker hilfreich sind ?

Eine direkte Antwort auf diese Frage kann leider nicht gegeben werden, da es Menschen gibt, die den Masker rundweg ablehnen oder das Maskiergeräusch als ebenso belästigend empfinden wie ihren Tinnitus. Als in Großbritannien die ersten Masker ganz formlos und ohne Anleitung per Post versandt wurden, halfen sie noch weniger als 10 Prozent der Benutzer.

Inzwischen werden jedoch die Masker mit größerer Sorgfalt und klarer Indikation angepaßt sowie Beratung und Nachschau angeboten. Wenn auch von Klinik zu Klinik die Ansichten über den Wert der Maskierung unterschiedlich sind, kann für bis zu 50 Prozent der Fälle ein Trageversuch empfohlen werden. Etwa 20 Prozent derjenigen, denen ein Masker empfohlen wird, weigern sich jedoch, ihn zu probieren, und weitere 20 Prozent stellen nach einem Versuchszeitraum den Gebrauch ein. Diese Zahlen hängen jedoch davon ab, ob der Masker kostenlos oder käuflich zur Verfügung steht. Der Anteil derjenigen, die vom Masker letztendlich profitieren, liegt gewöhnlich unter einem Viertel derjenigen, denen der Masker angeboten wurde. Diese Zahlen spiegeln in gewissem Umfang die Tatsache wider, daß die Erwartungen der Benutzer falsch oder überoptimistisch waren.

In einer groß angelegten Studie in Großbritannien sagten 40 bis 60 Prozent der verbliebenen Benutzer, daß ihr Tinnitus während der Maskerbenutzung unhörbar war. Die Vergleichszahl derjenigen, die ein Hörgerät verschrieben bekommen hatten, war 20 Prozent.

Es wurden Forschungen eingeleitet, um den Nutzen von Maskern mit alternativen Angeboten zu vergleichen. Bei einem Versuch mit einem eindrucksvoll aussehenden Gerät, das vermeintlich einen schwachen elektrischen Strom zum Ohr leitete, wurden gleich gute Ergebnisse erzielt. Bei einem anderen Versuch wurde allein durch Beratungsgespräche in gewisser Weise ein größerer Nutzen als durch die Versorgung mit Maskern erreicht. Aus diesen Gründen kann man nicht sicher sein, daß alle Hilfe, die die Maskeranwendung bringt, auch wirklich vom Masker ausgeht.

Nun wäre es aber unvernünftig, aus diesen Ergebnissen vorschnell Schlüsse zu ziehen. So wird jemand, der eine Tinnitus-Klinik besucht, sicherlich durch verschiedenste Erfahrungen ermuntert, nicht zuletzt auch dadurch, daß man sich um ihn kümmert.

Selbst wenn der Masker nur einer Minderheit hilft, ist sein Einsatz dennoch für jeden einzelnen, dem er nutzt, gerechtfertigt.

Gerechterweise muß gesagt werden, daß erste Reaktionen auf den Maskergebrauch nicht unbedingt ein brauchbares Urteil darüber sind, was nach einem ernsthaften Test erzielt werden kann. Leider hat die Forschung uns noch keine ausreichenden Hinweise geben können, wem ein Masker voraussichtlich nützt und wem nicht.

Die Sicherheit der Masker. Auch wenn es keinen Beweis dafür gibt, daß Masker das Gehör durch übermäßige Beschallung verschlechtern, ist dies kein Grund, sich damit zufriedenzugeben.

Der Sicherheits-Grenzwert für Langzeitbeschallung durch

Umweltgeräusche liegt bei 85 Dezibel, doch die maximal einstellbaren Werte mancher Masker liegen darüber. Natürlich werden Masker normalerweise nicht mit maximaler Lautstärke getragen, doch zeigt sich der ursprünglich eingestellte Wert manchmal als nicht wirkungsvoll, und der Benutzer ist dann versucht, seinen Tinnitus mit zu hohen Pegeln ‚auszutreiben'. Statt dieses Risiko einzugehen, wäre es besser, sich für eine Teilmaskierung zu entscheiden oder aber den Masker nur bei mäßigem (und deshalb maskierbarem) Tinnitus anzuwenden.

Diese Sicherheitsmaßnahme sollte auch bei der Verwendung von tragbaren Kassettenrekordern („Walkman") beachtet werden. Einer kürzlich durchgeführten Studie ist zu entnehmen, daß sich bei 20 Prozent der befragten Benutzer (es waren vorwiegend normalhörende Schulkinder) nach dem Hören Symptome wie Tinnitus oder Hörminderung einstellten. Die Autoren dieser Studie schlagen vor, entweder die Lautstärke oder die Hörzeit zu reduzieren, sobald eine solche Wirkung bemerkt wird.

Der Masker als Hilfe zur Desensibilisierung. Es läßt sich nachweisen, daß Personen, die sich vom Tinnitus belästigt fühlen, im allgemeinen auch lauten Geräuschen gegenüber intolerant sind. Wird die Intensität eines externen Geräusches gesteigert, erreicht jemand mit Tinnitus wesentlich früher den Punkt, an dem es für ihn unangenehm laut ist. Dafür gibt es mehrere Erklärungen.

Es könnte sein, daß einige Menschen eine typische Lärmintoleranz besitzen und aus diesem Grunde der Belastung durch Tinnitus stärker unterworfen sind (siehe Hyperakusis).

Eine andere Möglichkeit besteht darin, daß sich bei jemandem im Verlauf einer Ohrenerkrankung eine erhöhte Geräuschempfindlichkeit entwickelt, als Folge dessen sich das erwähnte Phänomen der Lautheitsverstärkung zeigt.

Bei Bestehen einer Hörminderung wird das Spektrum der Geräusche von leise bis laut in einen kleineren Bereich physikalischer Schalldrücke komprimiert, besonders bei Pegeln nahe der Hörgrenze. Das bedeutet nun, daß bereits kleine Druckschwankungen eine plötzliche und unangenehme Steigerung der Lautheit bewirken können. Wer als Erwachsener eine Hörminderung erlitten hat, wird das sicherlich bemerkt haben.

Eine weitere Erklärung ergibt sich auch aus der Tatsache, daß jemand in der Vergangenheit ein Trauma durch starke Beschallung erlitten hat, wodurch eine Furcht vor Geräuschen zurückgeblieben ist. So ein Trauma kann ein Kind durch platzende Ballons oder durch ein Feuerwerk erlitten haben, Erwachsene hingegen durch einen Bombenangriff in Kriegszeiten. Wenn diese Furcht extrem stark ist, spricht man von einer *Phonophobie.* Aversionen gegen leise Geräusche wie Zeitungsrascheln, das Geräusch beim Bügeln, Kreide an der Tafel und Klappern falscher Zähne haben aber möglicherweise einen anderen Ursprung.

In Fällen von Geräuschempfindlichkeit können Masker wertvolle Hilfe zur *Desensibilisierung* leisten (Hinweis von J. Hazell). Eine Methode zur Desensibilisierung empfiehlt, sich den Dingen auszusetzen, die man fürchtet. Im Falle von Geräuschen gilt das allgemeine Prinzip, sich nur allmählich immer lauteren Geräuschen auszusetzen und dabei die Zeiträume zunehmend zu verlängern. Man sollte also mit sehr niedrigen Lautstärken und kurzen Zeiten (30 bis 60 Minuten) beginnen und nicht zu höheren Werten übergehen, bevor man nicht die vorherigen Werte ohne Unbehagen toleriert.

Obgleich eine solche Feststellung spekulativ ist, kann es doch möglich sein, daß der Nutzeffekt der Maskeranwendung zu einem guten Teil aus dieser Desensibilisierung resultiert.

Ändern Sie Ihr soziales Umfeld

Nicht nur Sie sind vom Tinnitus betroffen sondern indirekt auch die Menschen Ihrer Umgebung. Ich sagte schon: Tinnitus löst nicht so ohne weiteres Mitgefühl aus, zumindest nicht für lange Zeit. Die anderen Menschen müssen immer wieder daran erinnert werden, Zugeständnisse zu machen. Sie sollten nicht glauben, daß die Unsichtbarkeit der Kopfgeräusche Ihr Anrecht auf Betroffenheit schmälert. Mir erzählte ein Mann, daß der hauptsächliche Nutzen seines Maskers darin lag, daß er für die Leute sichtbar war. Seine Familie bekam auf diese Weise schnell mit, wenn ihn die Geräusche quälten.

Leicht kann es passieren, daß das Vorhandensein der Geräusche von den anderen vergessen wird und Sie selbst als die Last empfunden werden. Andere Menschen können sich ja überhaupt nicht vorstellen, wie schwer es ist, mit diesen Geräuschen zu leben,da es für sie sehr schwierig ist, Ihre Situation nachzuvollziehen. Deshalb sollte den Ihnen nahestehenden Personen eine Möglichkeit gegeben werden, sich besser in Ihre Lage zu versetzen. Zum besseren Verständnis kann auch eine akustische Demonstration dienen, indem Sie ihnen ein zischendes Geräusch, das etwa der Lautheit Ihres Geräusches entspricht, vorspielen. Vielleicht können Sie es mit dem Radio erzeugen, wenn Sie keine Kassette mit speziellen Geräuschen besitzen.

Mich beschäftigt in diesem Abschnitt besonders die Situation, die entstehen kann, wenn Tinnitus zur Zerstörung Ihrer persönlichen Beziehungen führt. Ein Dilemma könnte entstehen, wenn eine mitfühlende Geste Sie an Ihren Tinnitus erinnert, während Sie sich gerade darum bemühen, ihn als weniger bedeutend zu betrachten. Je seltener andere Sie an die Geräusche erinnern, umso seltener werden Sie sich an sie erinnern und sie gar nicht bemerken. Wenn Sie sich schon gewohnheitsmäßig als einen ‚Tinnitus-Leidenden' betrachten, und andere diese Idee verstärken, haben Sie sich selbst in eine Falle manövriert. Zu leicht führt dann die Unterhaltung mit Personen, die Ihnen nahestehen, immer wieder zu diesem Thema.

Um aus diesem Dilemma herauszukommen, müssen Sie den Stier bei den Hörnern packen und völlig gegenteilig handeln. Damit Ihnen der Weg in eine neue Art des Denkens erleichtert wird, versuchen Sie einmal, sich für einen halben Tag oder einen ganzen Abend so normal wie möglich zu verhalten, wie ein ‚Nicht-Leidender'.

In dieser Zeit wird es Ihnen helfen, einmal etwas für Sie Unübliches, vom Gewohnten Abweichendes, zu tun. Um jeden Preis sollte die Erwähnung von Tinnitus verboten sein. Darauf sollten Sie sich mit den anderen im voraus verständigen. Ich hoffe, Sie werden von dem Ergebnis angenehm überrascht sein.

Ich habe in diesem Buch wiederholt darauf hingewiesen, daß es trotz Tinnitus möglich ist, ein normales Leben zu führen. Bei Ihren Bemühungen, mit dem Tinnitusproblem fertig zu werden, müssen sie bereit sein, auch Umwege und Unbequemlichkeiten in Kauf zu nehmen, doch vertrauen Sie immer darauf, daß Sie es letztendlich schaffen werden.

11. Ein Blick in die Zukunft

Was können wir erwarten?

Wenn wir in die Zukunft blicken, tun wir es gewöhnlich optimistisch. So erhofft sich auch jeder Betroffene ein neues Heilmittel für Tinnitus. Manch einer meiner Klienten zeigt sich deshalb überrascht, wenn er erfährt, daß die medizinische Forschung immer noch keine endgültige Antwort auf Tinnitus gefunden hat. Ich erkläre dann, daß Tinnitus nicht das Symptom nur einer einzigen gesundheitlichen Störung ist, und deshalb viele unterschiedliche Behandlungsweisen nötig sind. Nun gibt es allerdings einige Ursachen für Tinnitus, die bereits behandelbar sind; doch gehören diese Fälle zur Minderheit. Bedauerlicherweise bleibt in einigen Fällen mit behandelter Grunderkrankung der Tinnitus weiterhin bestehen – die Schädigung war dann schon eingetreten. Außerdem ist unser Verständnis der physiologischen Mechanismen in Ohr und Gehirn, die den Ohrgeräuschen zugrundeliegen könnten, leider noch sehr spekulativ. Solange wir diese Mechanismen nicht völlig verstehen, wird auch die Bekämpfung des Tinnitus noch auf sich warten lassen.

Es stimmt jedoch sehr hoffnungsvoll, daß das medizinische und wissenschaftliche Interesse an Tinnitus wächst. Z.B. finden seit 1979 in Abständen von vier Jahren internationale Tinnitus-Konferenzen statt. Die Teilnehmer beleuchteten das Thema von allen erdenklichen Seiten. Aus den sich dabei entwickelten persönlichen Kontakten entstand ein ‚Newsletter' mit internationaler Verbreitung, in dem Forschungsberichte veröffentlicht werden. Wenn nun irgendwo auf der Welt bedeutende Fortschritte erzielt werden, kann man sicher sein, daß sich diese Neuigkeit sehr schnell verbreiten wird.

Zwischenzeitlich müssen wir aber unseren sich stetig verbessernden Wissensstand dazu einsetzen, um das Auftreten neuer Fälle zu reduzieren. Eine häufige Ursache ist zu langer Aufenthalt in lauter Umgebung. Diese, das Gehör schädigende Wirkung, ist allseits anerkannt und hat in vielen Ländern zu gesetzgeberischen Maßnahmen geführt, um verhütbare Schäden zu begrenzen. Eine Verbindung zu Tinnitus kann nicht direkt hergestellt werden, doch wächst die Zahl der Gerichtsprozesse gegen Arbeitgeber, in denen Schadenersatzansprüche wegen durch Lärmbelastung ausgelöstem Tinnitus geltend gemacht werden. Diese Ansprüche haben Rechtsunsicherheit ausgelöst, weil Tinnitus ein subjektives Phänomen ist und seine Auswirkungen nicht so eindeutig wie bei einem Gehörschaden quantifizierbar sind.

Wer über den tagtäglich erzeugten Lärm nachdenkt, einschließlich der intensiven Beschallung durch elektronisch verstärkte Musik, muß zu dem Schluß kommen, daß diese Art der „Umweltverschmutzung“ noch immer nicht ernst genommen wird.

Selbst dort, wo ein Gehörschutz in bestimmten Arbeitsbereichen vorgeschrieben ist, wird er nicht immer verwendet. Doch die Wirkung von starkem Lärm ist *kumulativ*, d.h. sie nimmt mit der Einwirkzeit zu. Solange sich die Öffentlichkeit der Gefahren, die von zu großer Lärmbelastung ausgehen, nicht bewußt ist, müssen wir damit rechnen, daß Tinnitus in Zukunft noch stärker zum Problem wird.

Wenn in Ihrem Fall Lärmeinwirkung eine wesentliche Rolle spielt, dann sollte es selbstverständlich sein, daß Sie sich durch die Verwendung von Ohrenschützern oder Ohrstöpseln gegen weiteren Schaden durch laute Geräusche schützen. Dies gilt besonders, wenn Sie mit Industriemaschinen, Außenbordmotoren, Kettensägen usw. zu tun haben.

Gibt es nun auf dem Gebiet der Medizin irgendwelche hoffnungsvollen Zeichen? Dazu kann ich nur aus Bemerkungen von Ellis Douek zitieren, der zum Schluß der internationalen Tinnitus-Konferenz 1987 in Münster mit deutlicher Betroffenheit die

Ergebnisse zusammenfaßte: Chirurgie spiele „kaum eine Rolle" und bei der medikamentösen Behandlung sei „die Situation so geblieben, wie sie bisher war". Eine Weiterentwicklung sagte er für die Maskeranwendung voraus und interessante Aussichten billigte er der Elektrostimulation zu. In Anbetracht dieser ernüchternden Ankündigungen war seine Schlußfolgerung nicht verwunderlich: „Psychologische Bemühungen bleiben, ganz allgemein gesehen, die Basis unserer Behandlung dieser Patienten, und es besteht kein Zweifel daran, daß wir auch in Zukunft unser Bestreben darauf richten müssen, die besten Ansätze herauszufinden.".

Damit meinte er *nicht* – dessen bin ich sicher – daß man den Patienten den herzlosen Rat „lernen Sie damit zu leben" geben sollte.

An allen Fronten müssen Anstrengungen unternommen werden, und solange heilende Maßnahmen nicht verfügbar sind, müssen wir versuchen, das Grundlegende des vom Tinnitus ausgehenden Leidens zu verstehen und Wege zu dessen Linderung zu finden.

Da wir die psychologischen Möglichkeiten in diesem Buch bereits ausführlich besprochen haben, werde ich meine Zukunftsschau hier abbrechen. Manche Leser werden dieses Bemühen ohnehin, mit Recht, als Experiment betrachtet haben. *Immerhin gibt es bereits einen erfolgversprechenden Ansatz, denn es werden ernsthafte Anstrengungen zur Auswertung der von mir beschriebenen psychologischen Methoden unternommen.*

Entwicklung der Maskierung

Die Masker-Technologie steht noch immer in der vordersten Reihe der medizinischen Betrachtungen. Die erste Welle der Begeisterung hat mittlerweile einer realistischeren Werteinschätzung Platz gemacht, was der Tinnitus-Maskierung jedoch keine zentrale Rolle eingebracht hat. In einer New Yorker Klinik war der

Verkauf von Maskern in den vergangenen Jahren rückläufig, gleichzeitig jedoch gaben (gegenüber früher) auch weniger Betroffene ihren Masker zurück.

Dies deutet auf eine verbesserte Einschätzung der Möglichkeiten und Grenzen der Masker hin. Weitere Anstrengungen wurden unternommen, das Maskiergeräusch den individuellen Bedürfnissen anzupassen, mit dem Ziel, einen Masker zu produzieren, der maximale Verdeckung bei minimaler Lautstärke möglich macht und dabei das Hören möglichst nicht beeinträchtigt. Des weiteren wird angestrebt, die Annehmlichkeit der Maskiergeräusche zu verbessern und den Effekt der nachwirkenden Maskierung (Nachverdeckung) zu maximieren.

Doch dies sind nur Verfeinerungen der Technologie und keine radikalen Änderungen der eingeschlagenen Richtung.

Die Elektrostimulation

Die Elektrostimulation, über Hautelektroden durchgeführt, hat sich bei der Unterdrückung von Schmerzempfindungen bereits gut bewährt. Nun wird auch die Anwendungsmöglichkeit bei Tinnitus untersucht. Die ersten Versuche, das Ohr elektrisch zu stimulieren, gehen bis in das Jahr 1801 zurück, kurz nachdem Volta seine Batterie entwickelt hatte. Trotz der langen Entwicklungszeit der Elektrostimulation ist aber noch manches hinsichtlich ihrer Sicherheit und Wirksamkeit zu klären.

Die richtige Plazierung der Elektroden ist wichtig. Das Gebiet um das Ohr ist ein üblicher Ansatzpunkt, jedoch die Stimulierung des Mittelohres, näher an der Cochlea (Schnecke), ist möglicherweise noch wirksamer. Von medizinischer Seite aus wird an der Art des Stromes geforscht, der die größte Unterdrückungswirkung erzielt. Dabei wird sehr sorgfältig auf Nebenwirkungen wie Schädigungen des Gewebes, Schmerzen, Schwindel und unerwünschte Höreindrücke geachtet. Untersuchungen der Wirkung bei Kurzzeit-Stimulation (natürlich mit sehr geringen Strömen) haben gewisse ermutigende Ergebnisse gezeitigt, doch ob Langzeit-Anwendungen praktikabel sind, ist noch offen.

Falls eine sichere und wirkungsvolle Technik gefunden wird, wäre sie von besonderem Wert für die vollkommen Ertaubten, da für sie die Maskierung keinen Nutzen bietet. Bei einigen völlig Ertaubten ist durch ein *Cochlear-Implant* eine Tinnitusunterdrückung erreicht worden. Dies ist ein technisches System, welches das Innenohr elektrisch stimuliert und Höreindrücke erzeugt, die echten Tönen teilweise nahekommen. Cochlear-Implantate werden Personen mit noch brauchbaren Hörresten nicht angeboten, da man diese bei der Operation opfern müßte. Die Bedeutung der Cochlear-Implantate hinsichtlich der Tinnitusunterdrückung ist noch ungeklärt.

Die Rolle der Selbsthilfe-Organisationen

Es ist ganz passend, dieses Buch und dieses Kapitel mit einer Betrachtung der augenblicklichen und künftigen Rolle der Selbsthilfe-Organisationen zu beenden.

Tinnitus-Selbsthilfe-Organisationen sind in einigen Ländern schon wohl etabliert, in anderen Ländern sind sie im Entstehen begriffen. Diese Entwicklung spiegelt den allgemeinen Trend wider, sich in Interessengruppen zusammenzuschließen, um eine bessere Versorgung im Gesundheitsbereich und eine Förderung von Selbsthilfegruppen für Personen mit besonderen Erkrankungen zu erreichen.

Selbsthilfe-Organisationen entstehen immer dann, wenn dringende Bedürfnisse nach angemessener Hilfe offensichtlich nicht befriedigt werden. Lokale Interessengruppen werden nicht selten dann gegründet, wenn durch eine öffentliche Veranstaltung auf Bedürfnisse von Betroffenen und neue Möglichkeiten der Problemlösung aufmerksam gemacht wurde.

Die BTA, British Tinnitus Association, wurde z. B. nach einer Radiosendung gegründet, in der ein bekanntes Parlamentsmitglied, Jack Ashley, von seiner eigenen Taubheit und seinem Tinnitus berichtete. Die BTA bestand 1989 aus über 100 Ortsgruppen, die, über das ganze Land verteilt, durch ein Zentralbüro und eine Zeitschrift in Verbindung stehen.

Die ATA, American Tinnitus Association, mit über 150 Gruppen gab 1989 an, 20.000 eingeschriebene Mitglieder und 140.000 Namen auf ihrer Versandliste zu haben.

Die **DTL, Deutsche Tinnitus-Liga e.V.**, wurde 1986 gegründet. Sie unterhält ein Zentralbüro in Wuppertal und informiert ihre Mitglieder durch eine eigene Zeitschrift, das „Tinnitus-Forum“, mit vierteljährlich über 20 000 Exemplaren.

Eine der Hauptfunktionen der nationalen Organisationen ist das Sammeln und Verbreiten von Informationen.

Örtliche Tinnitus-Selbsthilfe-Gruppen variieren in Größe und Menge der Aktivitäten. Gewöhnlich kümmert sich eines der Mitglieder um den Versammlungsraum, lädt Gastredner ein und erstellt eine kleine Zeitung als Kommunikationsmittel. Neben diesem Verantwortlichen haben die Gruppen normalerweise keinen Leiter. Jedoch gibt es unter den Gruppenmitgliedern immer einige, die mit ihrem Tinnitus gut zurechtkommen und dadurch viele nützliche Ratschläge und Erfahrungen an neue Mitglieder weitergeben können. Manche werden von den anderen quasi als nicht professionelle Berater anerkannt und hören bereitwillig am Telefon oder sogar bei einem Hausbesuch den leidenden Mitgliedern zu. Ein hoher Anteil von Betroffenen besteht aus älteren, allein lebenden Personen mit oftmals geringen finanziellen Mitteln. In solchen Fällen zeigt sich der besondere Wert der Unterstützung durch die Gruppen. Man darf daraus aber nicht schließen, daß alle Mitglieder der Tinnitus-Selbsthilfe-Gruppen ältere Menschen sind. An manchen Orten sind sogar Gruppen für die jüngeren Jahrgänge gegründet worden.

Obgleich Selbsthilfegruppen beachtlich viel zu bieten haben, sagen sie nicht jedem zu. Ihre Mitglieder sind mitunter von den professionellen Helfern enttäuscht worden oder haben einen Rat erhalten, der ihnen nichts nutzte, sie nicht zufriedenstellte. Vielen wurde einfach mitgeteilt, es gäbe keine Aussicht auf Heilung oder Linderung ihrer Symptome. Mit dieser Auskunft wurden sie ohne eine angemessene weiterführende Beratung allein gelassen.

Zur vollständigen Abklärung und Behandlung des Tinnitus wird der Beitrag mehrerer Disziplinen benötigt. Neben den HNO-Ärzten und Audiologen kann in bestimmten Fällen die Mitwirkung von Ernährungsberatern, Psychologen, Chiropraktikern, Allergologen oder Psychiatern notwendig sein. Doch die Experten sind nicht immer einer Meinung. Aus diesem Grunde oder nur aus Unkenntnis kann es vorkommen, daß ein Spezialist seinen Klienten nicht an einen anderen Spezialisten weiterreicht.

Für manche Menschen ist es befriedigender, ihr Leben selbst in die Hand zu nehmen, statt professionelle Hilfe zu suchen. Tatsächlich bietet ein Mitglied einer Tinnitus-Selbsthilfe-Gruppe, das den Anpassungsprozeß an seine Geräusche durchlebt hat, eine Quelle informellen Wissens, aus der geschöpft werden kann. So ist der ‚empirische Experte' in mancher Hinsicht kenntnisreicher und überzeugender als ein ‚studierter Experte'. Frisch Betroffene beziehen Mut und Kraft aus den Erfahrungen anderer Gruppenmitglieder, die an sich selbst das Wachsen ihrer Toleranz beobachten konnten. Darüber hinaus – im Gegensatz zur oftmals mangelnden Anteilnahme in der Familie oder von Freunden – sind Mitbetroffene bereit, ihre Erfahrungen zu teilen, sie zu diskutieren und unbegründete Befürchtungen, die man in anderer Umgebung kaum vorgebracht hätte, zu zerstreuen.

Betroffene äußern oftmals ihr Erstaunen, wenn sie feststellen, daß nicht jeder in gleicher Weise unter den Geräuschen leidet. Dies unterstreicht die Erkenntnis, daß der Ursprung für und das Mittel gegen die Beschwerden in jedem *individuell* zu suchen sind.

Neue Mitglieder erhalten auch Hinweise, wie sie sich durch den Gebrauch von Maskern, Hörgeräten oder anderen spezifischen Mitteln gegen die Auswirkungen des Tinnitus behaupten können. Wenn es notwendig erscheint, werden sie durch erfahrene Mitglieder informiert, welchen Spezialisten sie zu Rate ziehen sollen. Kurz gesagt, eine gut funktionierende Tinnitus-Selbsthilfe-Gruppe ist eine Quelle für gute Beratung und neue Hoffnung.

Natürlich sind nicht alle Gruppen so konstruktiv. Manchen gelingt es nicht, die nötige Atmosphäre von Offenheit und Vertrauen zu schaffen. Manchmal hat eine Gruppe einfach zu viele Mitglieder, die nur ihre eigene Last loswerden möchten, und zu wenig ‚empirische Experten', die eine optimistische Stimmung einbringen könnten.

Mitunter begegnen auch Mitglieder, die schon mit ihrem Tinnitus zurechtkommen, anderen, die noch darum ringen, mit Ablehnung. Vor allem solche Gruppen bringen den Mitgliedern kaum einen Gewinn, in denen sich die Diskussionen ausschließlich auf Heilmittel und die Möglichkeiten einer Heilung beschränken. Tinnitus hat so viele unterschiedliche Ursachen, daß eine Maßnahme, die bei einem Mitglied wirkungsvoll war, bei einem anderen total unwirksam sein kann. So können auch manche Heilmittel oder Diätvorschriften bei Personen mit bestimmten Erkrankungen geradezu schädlich sein.

Gelegentliche Rückschläge bei der Hilfe, die Betroffene untereinander leisten, können aber die vielen Vorteile, die die Gruppen bieten, nicht schmälern.

Neben der individuellen professionellen Hilfe und der nicht dirigistischen gegenseitigen Hilfe gibt es noch zwei wertvolle, erwägenswerte Möglichkeiten. Die erste ist eine *geleitete Gruppe*, die von jemandem geführt wird, der auf einem bestimmten Gebiet Erfahrung hat. Die Gruppe sollte nur für einen begrenzten Zeitraum geplant werden, jedoch so lange existieren, bis gewisse Fertigkeiten wie Entspannungs- oder kognitive Techniken vermittelt worden sind.

Alternativ könnte es auch eine *offene Grupp*e sein, in die jeder jederzeit kommen kann, und die von einem in Gruppenarbeit erfahrenen Betreuer geleitet wird, der selbst kontroverse Diskussionen zu leiten versteht.

Geleitete Gruppen haben zahlreiche Vorteile. So können bei Gründung der Gruppe bereits solche Personen, die voraussichtlich von der Gruppe profitieren werden, ausgesucht werden. Beginnt die Gruppe mit der Arbeit, muß der Leiter auf solche Teilnehmer achten, denen vermutlich besser durch individuelle Therapie oder durch spezielle audiologische Rehabilitation geholfen werden kann. Hat der Leiter ein umfassendes Wissen über Tinnitus und dessen Beherrschung, wird er in der Lage sein, auf Fragen von besorgten Betroffenen einzugehen und die Angemessenheit der einen oder anderen Behandlung objektiv und realistisch beurteilen zu können.

Die geleiteten Gruppen, die ich hier diskutiere, könnten entweder in Krankenhäusern oder HNO-Kliniken angesiedelt sein. Oder sie könnten von Tinnitus-Selbsthilfe-Organisationen, unter Mitarbeit eines hierfür angestellten Gruppenleiters, arrangiert werden.

Eine völlig neue Entwicklung für die Zukunft wird sich durch Zusatzausbildungen für Laienberater ergeben. Eine Unterstützung oder Ausbildung von Laienberatern ist ohnehin anzuraten, um sie gegen Ausnutzung, Überforderung oder vor Folgen bei Fehlbeurteilungen zu schützen. Beratung, ob von ausgebildeten oder unausgebildeten Personen durchgeführt, ist immer eine verantwortungsvolle und anspruchsvolle Tätigkeit.

Uneigennützigkeit und Mitgefühl sind lobenswert, wenn auch selten anzutreffen. Jedoch können Laienberater schnell überfordert werden, wenn sie ihre Verfügbarkeit überschätzen. Hier hilft ein zusätzliches Training, das Leitlinien vermittelt, wie man die wirklich bedürftigen Personen herausfindet. Dadurch kann verhindert werden, daß die ganze Energie des Beraters durch nur einige wenige Notleidende aufgezehrt wird.

Laienberater sollten unbedingt Kontakt haben zu dem bestehenden Netz von örtlichen Diensten und Dienststellen und sich außerdem mit den Ärzten und Psychologen beraten.

Bei der Häufigkeit der Fälle von Tinnitus kann der HNO-Arzt nicht darauf hoffen, mit seinen Dienstleistungen jeden Patienten zufriedenzustellen, besonders dann nicht, wenn weder eine Selbsthilfegruppe noch die üblichen medizinischen Ratschläge sich als wirksam erwiesen haben. Für derart Betroffene kann aber ein Beratungsgespräch bei einem Psychotherapeuten angebracht und hilfreich sein.

Mit diesem Buch hoffe ich, Ihnen den Zugang zu Ihren eigenen Ressourcen und deren Nutzung zur Bewältigung von Tinnitus erleichtert zu haben. Ihnen sollte vermittelt werden, wann Sie Rat einholen müssen und wie Sie davon Gebrauch machen können.

Literaturhinweise

(Empfehlungen des Übersetzers)

Brenner, Helmut (1982). *Entspannungs-Training.* München: Humboldt-Taschenbuchverlag 1982 (Humboldt Ratgeber).

Inhalt: Tiefmuskel-Entspannungs-Training und praktische Beispiele zum systematischen Angstabbau. Fragebögen zur Erfolgskontrolle.

Ganz, Franz-Josef (1986.). *Ohrgeräusche.* Stuttgart: Thieme Verlag.

Inhalt: Aufbau und Funktion des Ohres. Was ist Tinnitus? Hauptursachen. Risikofaktoren. Behandlungen.

Goebel, Gerhard (Hg.) (1992). *Ohrgeräusche.* München: Quintessenz Verlag.

Inhalt: Psychosomatische Aspekte des komplexen chronischen Tinnitus mit Beiträgen von T. Lenarz, R.S. Hallam, P. Lindberg, B. Scott, E. Biesinger, W. Hiller, B. Rabaioli-Fischer, H. M[illegible]lz, H. Joisten, W. Neuhauser u.a.

Goebel, Gerhard & Hiller, Wolfgang (1992). *Psychische Beschwerden bei chronischem Tinnitus: Erprobung und Evaluation des Tinnitus-Fragebogens (TF).* Verhaltenstherapie 2, 13-22. Sonderdruckbestellungen an: Dr. G. Goebel, Medizinisch-Psychosomatische Klinik Roseneck, D-83209 Prien am Chiemsee.

Gray, John (1992). *Die Alexander-Technik.* Bergisch Gladbach: G. Lübbe Verlag (Bastei-Lübbe-Taschenbuch Bd. 66227).

Inhalt: Neue Körperharmonie durch natürliche Bewegung. Eine Methode zur Beseitigung von unnötiger Verspannung bei der Bewegung, der Reaktion und dem Gebrauch unseres Körpers.

Haun, Rainer (1985). *Der mündige Patient.* Düsseldorf: ECON Taschenbuchverlag (ECON Ratgeber).

Inhalt: Vom kritischen Umgang mit Ärzten. Zwölf Gebote der Hilfe zur Selbsthilfe'.

Schwartz, Dieter (1987).*Gefühle erkennen und positiv beeinflussen.* Landsberg/Lech: mvg-Verlag.

Inhalt: Die rational-emotive Auffassung psychischer Probleme. Die Grundlagen rationaler Selbsthilfe. Die Praxis der rationalen Selbsthilfe.

Vester, Frederic (1988). *Phänomen Streß.* München: Deutscher Taschenbuch Verlag (dtv Sachbuch)

Inhalt: Alles über Streß. Wo liegt sein Ursprung, warum ist er lebenswichtig, wodurch ist er entartet?

Literaturhinweise der Originalausgabe

Allgemeine Literatur

CIBA Foundation Symposium 85 (ed. by Evered, D. & Lawrenson, G.), Tinnitus. London: Pitman 1981.

Clark, J.G. & Yanick, P. (Eds) (1984). Tinnitus and its management, Springfield, Ill.: C.C. Thomas.

Hallam, R.S., Rachman, S. & Hinchcliffe, R. (1984). Psychological aspects of tinnitus' Contributions to medical psychology, Vol. 3. Oxford: Pergamon Press.

Hazell, J.W.P. (Ed) (1987). Tinnitus. Edinburgh: Churchill Livingstone.

McFadden, D. (1982). Tinnitus: Facts, theories, and treatments. Working Group 89, National Research Council; Washington, D.C.: National Academy Press.

Proceedings of 1st International Tinnitus Seminar, New York, June 1979. Journal of Laryngology and Otology, Supplement No.4, 1981.

Proceedings of 2nd International Tinnitus Seminar, New York, June 1983. Journal of Laryngology and Otology, Supplement 1985.

Proceedings of 3rd International Tinnitus Seminar, Münster (H. Feldmann, ed.) (1987). Karlsruhe: Harsch Verlag.

Slater, R. & Terry, M., Tinnitus: A guide for sufferers and professionals. London: Croom Helm: 1987

Entspannung / Suggestion

Benson, A. (1977). The relaxation response. Glasgow: Collins-Fontana.

Horn, S. (1986). Relaxation: Modern techniques for stress management. Wellingborough: Thorsons:

Young, P. (1986). Personal change through self-hypnosis. London: Angus & Robertson.

Kognitive Techniken

Blackburn, I. (1987). Coping with depression. Edinburgh: Chambers.

Burns, D.D. (1980). Feeling Good. New York: New American Library.

Medizinische Fachausdrücke

Dieses Verzeichnis enthält Fachausdrücke, die Ihnen möglicherweise bei weiterer Lektüre begegnen werden. Die meisten davon sind in diesem Buch nicht erwähnt worden, da es nicht meine Absicht war, über die medizinische oder audiologische Seite des Tinnitus zu berichten.

Akustikusneurinom:
Ein kleiner langsam wachsender relativ gutartiger Tumor am achten Hirnnerv, der entfernt werden sollte, wenn er auf den Nerv drückt.

Akustische Emissionen:
Töne, die von der → Cochlea ausgesandt werden. Sie können mit einem sehr empfindlichen Mikrophon im Gehörgang empfangen werden. Diese Geräusche sind nicht die Basis für Tinnitus und z.Zt. nur von wissenschaftlichem Interesse.

Audiogramm:
Eine grafische Darstellung der → Hörgrenzen bei unterschiedlichen Frequenzen. Die Hörminderung wird in → Dezibel Einheiten angezeigt. Die normale Hörgrenze wird durch 0 dB (Dezibel) repräsentiert.

Audiologie:
Lehre vom Hören; Teilgebiet der Akustik.

Audiometrie:
Hörprüfmethode mit elektronischen Geräten; Tonaudiometrie und Sprachaudiometrie (Audiogramme).

Auris = Ohr:
Das äußere Ohr: (Ohrmuschel, äußerer Gehörgang, Trommelfell)
Das Mittelohr: (Paukenhöhle, Gehörknöchelchen, Ohrtrompete)
Das Innenohr: (Bogengänge, Labyrinth, Schnecke)

Basilarmembran:
Eine Membran innerhalb der → Cochlea, die in Bewegung versetzt wird, wenn Schallwellen über das Trommelfell und die Gehörknöchelchen auf die Innenohrflüssigkeit übertragen werden. Über die inneren Haarzellen werden dabei neurale Impulse im Hörnerv erzeugt.

Bogengänge:
Der Teil des Innenohres, der für das Gleichgewicht zuständig ist.

Cochlea = Schnecke:
Eine flüssigkeitsgefüllte und in zwei Kammern geteilte Spirale im Innenohr, die das sensorische Hörorgan enthält, das aus speziellen Sinneszellen (Haarzellen) besteht. Diese Haarzellen besitzen die Fähigkeit, Frequenz und Amplitude der Schwingungen in der sie umgebenden Flüssigkeit zu erfassen. In Form von elektrischen Impulsen werden diese Informationen über den Hörnerv zum Hirn weitergeleitet.

Cochlear Implant:
Eine medizinische Konstruktion, die völlig tauben Personen mit früher normalem Hörvermögen chirurgisch in die Cochlea implantiert werden kann. Sie enthält einen Empfänger, der die Geräusche in elektrische Impulse umwandelt, womit das Innenohr direkt stimuliert wird. Normales Gehör kann damit nicht erzeugt werden, doch sind die Hörempfindungen zur Interpretation von Sprache und anderen Geräuschen häufig brauchbar.

Cortiorgan:
Das eigentliche Sinnesorgan des Innenohres, das sich zwischen den zwei gewundenen Kammern der → Cochlea befindet und vorwiegend → Haarzellen enthält.

Dezibel (dB):
Maßeinheit für den Schalldruck. Ein logarithmisches Maß des Verhältnisses eines Druckes zu einem Referenzdruck. In der Audiologie wird die Einheit dB zur Messung der Intensität verwendet. Eine Zunahme der Intensität von 10 dB wird als Verdoppelung der Lautheit empfunden.

Drehschwindel:
Eine Form des Schwindels, bei dem das Gefühl entsteht, daß man sich dreht, oder sich die Welt um einen dreht.

Elektrostimulation:
Die Unterdrückung von Tinnitus durch die Stimulierung des Hörorgans mit elektrischen Strömen. Sowohl extern (Gehörgang) wie auch intern (Mittelohr/Innenohr) angewandt.

Empfindungsgrad (dB SL):
Intensität eines Geräusches in Bezug auf die persönliche Hörschwelle. Demzufolge ergeben sich bei Personen mit unterschiedlichem Hörvermögen unterschiedliche Empfindungsgrade bei Geräuschen gleicher Lautstärke.

Eustachische Röhre:
Eine Verbindungsröhre zwischen dem Luftraum des Mittelohrs und dem Nasenrachenraum. Sie dient zum Druckausgleich beider Seiten des Trommelfelles. Die Kau-, Schluck- und Gähnbewegung öffnet sie.

Evozierte akustische Emission:
Eine akustische → Emission als Echo auf einen in das Ohr eingespielten Ton.

Gehörgang (äußerer):
Die zum Trommelfell führende Ohröffnung. Das ‚Ohrloch'.

Gehörknöchelchen:
Drei kleine Knochen des Mittelohres (Hammer, Amboß und Steigbügel), die die Bewegungen des Trommelfells auf eine Membran der → Cochlea übertragen.

Haarzellen:
Empfindliche Sinneszellen des Innenohres, die die Bewegungen der Innenohrflüssigkeit in elektrische (neurale) Impulse umwandeln.

Hertz (Hz):
Maßeinheit der Frequenz in Schwingungen pro Sekunde.

Hörschwelle:
Die geringste Lautstärke, bei der ein Ton noch gehört wird. (Beim Test in einem schallisolierten Raum).

Hörsturz:
Plötzlich auftretende, meist einseitige Schwerhörigkeit, oft mit Druckgefühl im Ohr. Klinisch als Notfall zu betrachten.

Hörvermögen (dB HL):
Die Hörschwelle für einen reinen Ton bei einer bestimmten Frequenz, bezogen auf den Standard für normales Hören.

Hyperakusis:
Aversion oder anormal starkes Unbehagen bei Geräuschen, die nach allgemeinem Standard nicht als laut empfunden werden.

Innenohr:
Ein flüssigkeitsgefüllter Bereich, der das Hörorgan (Cochlea) und das Gleichgewichtsorgan (Vestibularapparat) enthält.

Innenohrschwerhörigkeit:
Hörverlust durch Schädigung oder Erkrankung des sensorischen Teiles des Hörsystems, d.h. der Cochlea und/oder ihrer Nervenverbindungen.

Lautheitsverstärkung (Recruitment):
Auf das Phänomen bezogen, bei dem selbst kleine Schalldruckerhöhungen überproportionale Lautheitsempfindungen verursachen.

Lärmbedingter Tinnitus:
Tinnitus, der durch übermäßige chronische Lärmeinwirkung entstanden ist. Schadensverursachend können sich alle plötzlichen starken Schalleindrücke auswirken, besonders Explosionen und Schüsse (Knalltrauma).

Maskierung:
Die Fähigkeit eines Tones, einen anderen (leiseren) zu überdecken, zu maskieren. Mit zunehmender Lautstärke steigt der Maskiereffekt.

Ménièresche Krankheit (Morbus Ménière):
Vom Innenohr ausgelöste, anfallsweise auftretende Schwindelzustände, die mit Übelkeit, Erbrechen, Tinnitus und vorübergehender Hörminderung einhergehen.

Mittelohr:
Eine luftgefüllte Kammer, in der Schallwellen vom Trommelfell, über die → Ohrknöchelchen, zum Innenohr geleitet werden.

Myoklonie:
Rhythmisches Zusammenziehen der Muskeln des Gaumens, das als klickendes Geräusch wahrgenommen wird.

Nachwirkende Maskierung (Nachverdeckung):
Verringerung oder Nachlassen des Tinnitusgeräusches nach einer Beschallung mit einem etwas lauteren Maskiergeräusch.

Objektiver Tinnitus:
Eine ziemlich selten vorkommende Form von Tinnitus, der von anderen Personen gehört werden kann. In leiser Form kann er von empfindlichen Mikrophonen erfaßt werden. Normalerweise wird er als Klicken, Pulsieren oder Summen gehört. Die Ursache ist gewöhnlich eine Muskelverspannung oder eine Turbulenz in einem Blutgefäß.

Ohrpaßstück:
Ein individuell gefertigtes Kunststoffteil, passend für den äußeren Gehörgang, über das die Geräusche oder Töne eines Hörgerätes oder Tinnitus-Maskers zum Trommelfell geleitet werden.

Ohrspülung:
Eine Methode, überschüssiges Ohrenschmalz durch Ausspülung des Gehörganges mit Wasser zu entfernen.

Otitis externa:
Schmerz verursachende Entzündung des Gehörganges. Mitunter durch eine Hauterkrankung ausgelöst.

Otitis media:
Mittelohrentzündung, bei der sich die Innenwand des Mittelohres entzündet und Flüssigkeit absondert.

Otosklerose:
Eine Krankheit, meist erblich, die sich auf die Gehörknöchelchen auswirkt und die Übertragung der Töne einschränkt. (Schalleitungsschwerhörigkeit, Tinnitus).

Ototoxische Substanz:
Chemische Substanzen in Lebensmitteln oder Arzneien, die das Hörorgan schädigen können.

Ovales Fenster:
Eine kleine ovale Membran, die der Übertragungspunkt zwischen Gehörknöchelchen (Stapes) und Innenohr ist.

Paukenröhrchen:
Ein kleines Röhrchen, das in örtlicher Betäubung in das Trommelfell eingefügt wird, um im Mittelohr eingeschlossene Flüssigkeit abzuleiten, bzw. es zu belüften.

Presbyakusis (Altersschwerhörigkeit):
Ein Ausdruck für den allgemeinen Hörverlust, der mit dem Alterungsprozeß einhergeht und sich besonders in den hohen Frequenzen auswirkt.

Pulsierender Tinnitus:
Tinnitus mit regelmäßig pulsierendem Geräusch, das mitunter in Einklang mit dem Pulsschlag eines ohrnahen Blutgefäßes ist.

Schalleitungsschwerhörigkeit:
Schwerhörigkeit, die durch eine Schädigung oder Erkrankung des Mittelohres, meist der Mittelohrknöchelchen, verursacht ist – z.B. durch Otosklerose.

Seröse Otitis:
Durch Verschluß der → Eustachischen Röhre hervorgerufener Flüssigkeitsstau im Mittelohr. Ein in der Kindheit häufiger auftretender Zustand, der jedoch auch bei Erwachsenen anzutreffen ist. Die Hörfähigkeit ist beeinträchtigt (Schalleitungsschwerhörigkeit), wenn auch nur vorübergehend. Sie sollte ärztlich behandelt werden (mit Paukenröhrchen).

Sprachaudiogramm:
Eine grafische Darstellung der Fähigkeit, Wörter bei unterschiedlichen Lautstärken zu verstehen. Die Wörterliste besteht aus einer Tonbandaufzeichnung, die über Kopfhörer angeboten wird.

Stapedektomie:
Operationsvariante bei → Otosklerose, bei der der Mittelohrknochen Stapes durch ein winziges Plastikteil ersetzt wird.

Tinnitus, dekompensierter:
Der (komplexe chronische) Tinnitus beherrscht weite Bereiche der Lebensführung. Eigenständiges Krankheitsbild mit Tinnitusfolgen wie Schlafstörung, Konzentrationsstörung, Depression, Phobie etc.

Tinnitus, kompensierter:
Der Tinnitus wird ertragen und in eine normale Lebensführung eingebaut.

Tinnitus-Instrument:
Auch Kombinationsinstrument genannt, das aus einem Hörgerät und einem → Tinnitus-Masker besteht.

Tinnitus-Masker:
Ein elektronisches Gerät, das Geräusche in das Ohr leitet, um Ohrgeräusche zu überdecken.

Tonhöhe:
Die wahrnehmbare Qualität von Tönen unterschiedlicher Frequenz.

Trommelfell:
Eine Membran, die am inneren Ende des äußeren Gehörganges liegt und von den eintreffenden Schallwellen zum Schwingen angeregt wird.

Vertigo:
Schwindel. Gefühl, daß das Gleichgewichtsempfinden gestört ist. Wichtige Formen sind der → Drehschwindel (die Umgebung dreht sich) und der Schwankschwindel (der Boden schwankt).

Nützliche Adressen

Tinnitus-Organisationen, Tinnitus-Selbsthilfegruppen und -Ansprechpartner:

Deutschland
Deutsche Tinnitus-Liga e.V. (DTL)
Am Lohsiepen 18
D-42369 Wuppertal
Telefon: 02 02/24 65 20
Fax: 02 02/4 67 09 32

Dänemark
Landforeningen for Bedre Hoerelse
Tinnitus-Udvalget
Mariendalsvej 27
DK-2000 Frederiksberg
Telefon: 0045/38 88 16 44

Ménière og Tinnitus Foreningen (MTF)
Chairperson Mrs. Birgit Elk
Abildgårdsparken 20
DK-3460 Birkerød
Telefon: 0045/42 81 56 47

Finnland
Finnish Tinnitus Association
President Mr. Kauko Saari
Ulappasaarentie 3C 34
SF-00980 Helsinki
Telefon: 00358/0/3 44 19 26
Fax: 00358/0/3 44 19 27

Frankreich
France Acouphènes
Président Jean Pierre Chauvin
La Varizelle
F-69510 Thurins
Telefon/Fax: 0033/85 34 52 76

Großbritannien
British Tinnitus Association (BTA)
14–18 West Bar Green
GB-Sheffield S1 2DA
Telefon/Fax: 0044/1 14/2 79 66 00

Italien
Mario Montovani
Clinica Orl, Policlinico
Via Sforza 35
I-20100 Milano

Niederlande
Nederlandse Vereniging voor Slechthorenden (NVVS)
Postbus 9505
NL-3506 GM Utrecht
Telefon: 0031/30/2 61 76 16
Fax: 0031/30/2 61 66 89
E-mail: NVVS @World access.nl.

Nederlandse Vereniging voor Slechthorenden (NVVS)
Commissie Tinnitus
Mrs. C. W. Wiersma
Verdiweg 305
NL-3816 KJ Amersfoort
Telefon: 0031/33/4 72 91 47

Österreich
Österreichischer Schwerhörigenbund (ÖSB)
Dir. Hans Maier
Radegunderstraße 10
A-8045 Graz
Telefon: 0043/3 16/67 13 27
Fax: 0043/3 16/68 10 93

Schweden
Hörselskadakes Riksförbund
Mrs. Mona Anderson
Sköldunggatan 7
S-11486 Stockholm

Tinnitusföreningen
i Göteborg Hörselrehabiliering
Första Langgatan 30
S-41327 Göteborg

Schweiz
Schweizerische Tinnitus-Liga (STL)
Frau U. Bürgin-Gadient
Postfach
CH-8052 Zürich
Telefon: 0041/55/2 10 42 79

Spanien
Prof. Dr. Joaquin Poch Broto
Hospital Universitario San Carlos
Cátedra de Otorrinolaringología
C/Isaac Peral s/n
ES-28040 Madrid
Telefon: 0034/1/3 30 35 51
Fax: 0034/1/3 30 35 50

Tschechien
Ing. Bohumil Schneider
Rimska 41
CZ-12000 Prag 2

USA
American Tinnitus Association
P.O. Box 5
USA-Portland, Oregon 97207

International

International Tinnitus Support Association
P.O. Box 100734
North Shore Mail Centre
Auckland 10
New Zealand
Co-ordinator: Mrs. Joan F. Saunders
Telefon: 0064/9/4 86 53 59

International Federation of
Hard of Hearing People (IFHOH)
Mrs. Andrea Lenger
Radegunderstraße 10
A-8045 Graz

International Federation of
Hard of Hearing People (IFHOH)
Mr. Dick J. Kleinbussink
Telderstraat 7
NL-8265 WS Kampen
Telefon: 0031/38 33/1 54 63
Fax: 0031/38 33/1 31 35

Außerhalb Europas gibt es u. a. Organisationen und Ansprechpartner in Australien, Brasilien, Indien, Japan, Jungferninseln, Kanada, Korea, Malaysia und Puerto Rico.

Wenn Sie aktuelle Adressen von weiteren europäischen oder außereuropäischen Organisationen benötigen, erfragen Sie diese bitte bei den hier aufgeführten nationalen Organisationen.

Einige der hier aufgeführten nationalen Organisationen vermitteln auf schriftliche oder telefonische Anfrage Informationen zum Thema Tinnitus sowie – an Mitglieder – Adressenlisten von Selbsthilfegruppen.

Tinnitus-Sprechstunden werden an vielen deutschen Universitäts-Kliniken angeboten.

Die nachfolgend aufgeführten Kliniken haben sich – nach eigenen Angaben – auf eine psychosomatische Behandlung von Tinnitusbetroffenen eingestellt:

Baumrainklinik
Lerchenweg
57319 Bad Berleburg
Telefon: 0 27 51/8 70

Bosenberg-Klinik
66606 St. Wendel/Saar
Telefon: 0 68 51/1 40

Brunnenklinik
Blomberger Str. 9
32805 Horn-Bad Meinberg
Telefon: 0 52 34/9 06-0

IPR-Fachkrankenhaus
Am Springbrunnen 3
82347 Bernried/Starnberger See
Telefon: 0 81 58/25 20

Kliniken am Burggraben
Forsthausweg 1c
32105 Bad Salzuflen 1
Telefon: 0 52 22/39 80

Klinik Bad Bramstedt
Birkenweg 10
24576 Bad Bramstedt
Telefon: 0 41 92/5 04-0

Klinik Roseneck
Am Roseneck 6
83209 Prien am Chiemsee
Telefon: 0 80 51/6 01-0

Klinik Schwedenstein
Obersteinaer Weg
01896 Pulsnitz (bei Dresden)
Telefon: 03 59 55/4 70

Tinnitus-Klinik
Große Allee GmbH
Große Allee 3
34454 Arolsen
Telefon: 0 56 91/89 66

Rehabilitationsklinik
Werscherberg
Postfach 11 26
49143 Bissendorf 1
(bei Osnabrück)
Telefon: 0 54 02/40 60

Über den Autor

Richard Hallam wurde in London geboren, wo er auch vorwiegend beruflich tätig war. 1965 promovierte er an der Universität Bangor und wurde anschließend in Klinischer Psychologie ausgebildet. Er spezialisierte sich auf Verhaltenstherapie für Angststörungen.

1981 begann er seine Tätigkeit an der Tinnitus-Klinik vom Royal National Throat, Nose and Ear Hospital in London, wo er mit einer Gruppe von Kollegen der Psychologie die therapeutischen Methoden erforschte und entwickelte, die in diesem Buch beschrieben werden.

Er hat mehr als 25 Fachbeiträge über Tinnitus veröffentlicht, die meisten in Zusammenarbeit mit R. Hinchcliffe, Professor für Audiologie, und Simon Jakes, seinem Forschungskollegen.

Zur Zeit ist er leitender Dozent der psychologischen Fakultät an der University of East London und arbeitet außerdem für den National Health Service als Spezialist für Kognitive Verhaltenstherapie.

Danksagung des Autors

Ich bin vielen Kollegen und Freunden dankbar, die uns in unserer Arbeit im Audiologie-Zentrum des *Royal National Throat, Nose and Ear Hospitals* in London unterstützt und ermutigt haben. Ohne Ronald Hinchcliffes Fürsorge und Unterstützung wären unsere Forschungen noch nicht so weit gediehen. Simon Jakes spielte eine besondere Rolle als Freund, Berater für Tinnitus und Forschungskollege. Neben vielen ehemaligen und derzeitigen Kollegen möchte ich besonders Christine Chambers, Dai Stephens, Laurence McKenna und Ross Coles danken. Bruce Moys und Roy Crabbe halfen mir sehr mit ihren nützlichen Kommentaren zum Manuskript. Bruce' Teilnahme an den Sitzungen bei Gruppengesprächen war sehr wertvoll. Mein Dank geht auch an alle anderen Kollegen, die ich hier nicht erwähnt habe, die aber durch ihre Hilfe dieses Buch möglich machten.

Tinnitus-Leiden behandeln

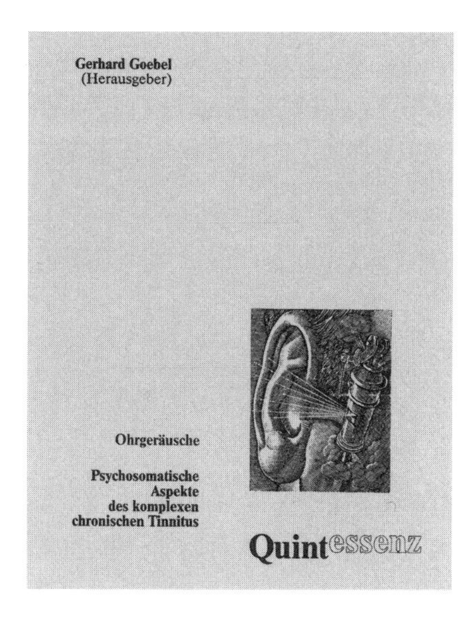

Zum Buch

Unter dem Begriff „komplexer chronischer Tinnitus" ist ein Störungsbild zu verstehen, unter dem in der BRD etwa 800.000 Menschen in Form von verschiedensten Ohr- und Kopfgeräuschen leiden – ein Leiden, das sie in ihrer Lebensführung schwer beeinträchtigt. Der Autor und seine Koautoren möchten einen Anstoß dazu geben, den Tinnitus nicht als isoliert zu „reparierende" Krankheit zu betrachten, sondern den Betroffenen dabei behilflich zu sein, zu lernen, sich selbst zu helfen. Neben der Darstellung ätiologischer, diagnostischer und medizinisch-therapeutischer Möglichkeiten bilden die psychologischen Behandlungsformen den Hauptschwerpunkt des Buches. Nach einer Übersicht und Wertung bisher publizierter Behandlungsergebnisse werden verschiedene therapeutische Richtungen (Verhaltensmedizin, kognitive Therapie, Hypnotherapie, Streßimmunisierung sowie tiefenpsychologische Ansätze und körperorientierte Verfahren) dargestellt.

Fachgebiete

Psychosomatik, HNO-Heilkunde, Verhaltensmedizin, Psychologie, Psychiatrie, Nervenheilkunde, Audiologie, Physiotherapie, Gestaltungstherapie

Interessenten

HNO-Ärzte in Klinik und Praxis, Neurologen, Psychotherapeuten, Psychologen

Gerhard Goebel (Hg.)

Ohrgeräusche

Psychosomatsche Aspekte des komplexen chronischen Tinnitus. Vorkommen, Auswirkungen, Diagnostik und Therapie

1992, 325 S., 82 Abb., 15 Tab.
gebunden
ISBN 3-928036-26-2